章友康教你养肾就该这样吃 增订版

主编 **章友康** 主任医师、教授、博士生导师
原卫生部肾脏病研究所副所长
北京联科中医肾病医院名誉院长

副主编 **张 晔** 解放军 309 医院营养科前主任
莫非凡 北京联科中医肾病医院学科专家组成员

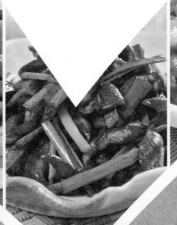
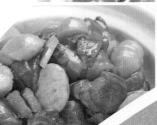

U0247148

中国轻工业出版社

图书在版编目（CIP）数据

章友康教你养肾就该这样吃 / 章友康主编 . —北京：
中国轻工业出版社，2018.10

　ISBN 978-7-5019-9618-6

　Ⅰ.（1）章…　Ⅱ.（1）章…　Ⅲ.（1）补肾—食物疗法
Ⅳ.①R247.1

　中国版本图书馆CIP数据核字（2013）第308095号

责任编辑：翟　燕　　孙苍愚

策划编辑：翟　燕　孙苍愚　　责任终审：张乃柬　　封面设计：杨　丹
版式设计：悦然文化　　　　责任校对：李　靖　　责任监印：张京华

出版发行：中国轻工业出版社（北京东长安街6号，邮编：100740）
印　　刷：北京博海升彩色印刷有限公司
经　　销：各地新华书店
版　　次：2018年10月第1版第4次印刷
开　　本：720×1000　　　1/16　　　印张：14
字　　数：250千字
书　　号：ISBN 978-7-5019-9618-6　　定价：48.00元
邮购电话：010-65241695
发行电话：010-85119835　　传真：85113293
网　　址：http://www.chlip.com.cn
Email：club@chlip.com.cn
如发现图书残缺请与我社邮购联系调换
181013S2C104ZBW

前 言

肾为"先天之本"，是人体生长、发育的源头，肾气的强弱在很大程度上决定了人体衰老的程度与寿命的长短。因此，养肾的重要性不言而喻。

养肾主要在于以下几点：首先要养精保肾，强调要固摄精气，防止其流失，这就对日常生活方面有要求，尤其是性生活安排要合理；其次是温补肾元、填精益髓，这方面可以通过饮食的调理，来达到滋补肾精的效果，生活中常见的食材，很多都对肾有很好的补益效果，如黑豆、黑米、黑芝麻、核桃等，当然中医药膳也是不错的选择；另外，还有很重要的一点就是强肾健身，即要适当的运动，舒筋活络、养筋健骨、增强抵抗力，最终达到健肾的目的。

当然，四季都可以配合养肾，但中医认为养肾的最佳时期是冬季。冬季是万物封藏的时期，而中医中肾的主要功能就是藏精，此时期如果能够调理好肾功能，对全身的健康是大有裨益的。

肾作为人体重要的器官之一，对身体健康能起到至关重要的作用。因此，要保护好我们的肾，养好肾，让我们的身体强健起来。

明明白白你的肾

第1章

护肾养肾从管住嘴开始

第**2**章 药补不如食补，吃对了肾才好

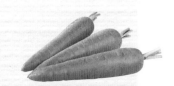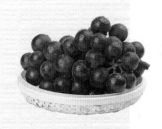

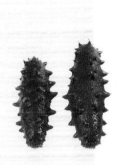

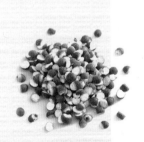

第3章　春夏秋冬，四季养肾怎么吃

第4章　男女老少，不同人群的饮食养肾法

第5章　不同情况的养肾饮食方案

不同疾病的养肾饮食方案

居家轻松养肾法

明明白白你的肾

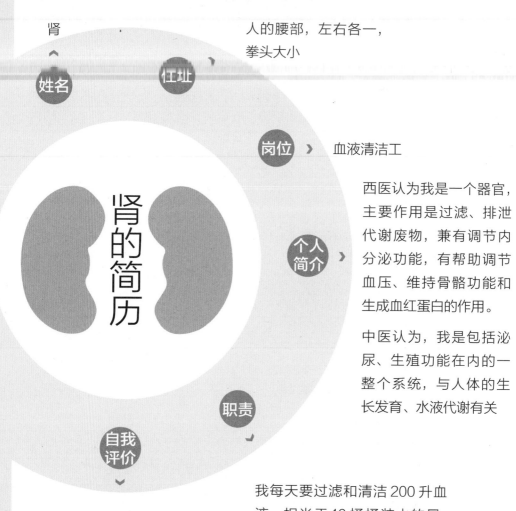

肾   人的腰部，左右各一，
                   拳头大小

姓名   **住址**

岗位 ❯ 血液清洁工

肾的简历

个人简介 ❯ 西医认为我是一个器官，主要作用是过滤、排泄代谢废物，兼有调节内分泌功能，有帮助调节血压、维持骨骼功能和生成血红蛋白的作用。

中医认为，我是包括泌尿、生殖功能在内的一整个系统，与人体的生长发育、水液代谢有关

职责

自我评价

我很脆弱，细胞损伤后不能再生，因此大家一定要爱护我。我一旦发生故障，不但不能帮人体排出多种代谢废物和多余水分，还会导致大量营养物质流失，引发水液代谢和酸碱平衡失调，严重时可能危及生命

我每天要过滤和清洁 200 升血液，相当于 10 桶桶装水的量。当血液从我这里流过，我负责把蛋白质、氨基酸等有用的物质回收利用，让尿素、肌酐等代谢废物随着尿液排出体外

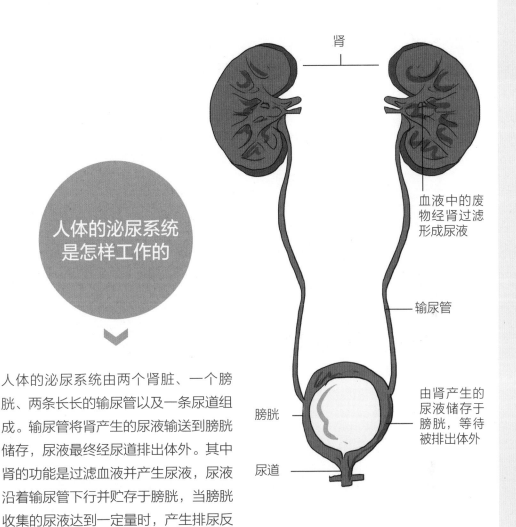

肾

血液中的废物经肾过滤形成尿液

输尿管

膀胱

由肾产生的尿液储存于膀胱，等待被排出体外

尿道

人体的泌尿系统是怎样工作的

人体的泌尿系统由两个肾脏、一个膀胱、两条长长的输尿管以及一条尿道组成。输尿管将肾产生的尿液输送到膀胱储存，尿液最终经尿道排出体外。其中肾的功能是过滤血液并产生尿液，尿液沿着输尿管下行并贮存于膀胱，当膀胱收集的尿液达到一定量时，产生排尿反射，最终通过尿道排出体外。

人为什么有两个肾脏

我们的肾脏有左右两个，其实一个肾就完全能维持一个正常人所需的排泄和内分泌功能。但如只有一个肾脏，而肾脏一旦受损，又很难治疗，就会很麻烦，比如由于外伤等原因失去一个肾脏，就会威胁到人的生命，所以我们的身体有两个肾脏，增加了人类存活的安全性。

肾喜欢的

喝够水	临床常见的肾结石、肾积水等都和长时间不喝水有关系。正常人每天应喝够1.5~1.7升水
勤排尿	尿液在膀胱内储存过久可导致细菌繁殖，容易引起膀胱炎、尿道炎。长时间憋尿还容易引起尿液反流，导致肾盂肾炎，严重者还会影响肾功能
少吃盐	饮食中95%盐分由肾脏代谢，吃得过咸，肾脏的负担自然就会加重。建议每人每天盐摄入量控制在5~6克
少吃肉	大鱼大肉等都属于高蛋白食物，其代谢产物会增加肾脏负担，长期这样吃会使肾脏处于"高负荷"状态

肾害怕的

吸烟	吸烟会减慢肾脏血流速度，导致流入肾脏的血液减少，长期吸烟会影响肾功能的正常发挥
滥用补肾药	滥用补肾药物不仅不会强肾，还有可能引发肾病。补肾，要遵照医嘱用药
炎症	微生物会通过血液循环和淋巴液循环感染肾脏，所以身体其他部位发生感染时，如扁桃体炎及肺结核等，应及时彻底治疗，避免损伤肾脏
慢性病	糖尿病最终会降低肾功能，引起肾脏的损害；高血压与肾病互相影响，互为因果，以致形成恶性循环。糖尿病和高血压患者一定要在控制病情的基础上定期检查肾功能

肾好不好？看这六个标准

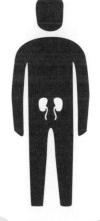

1 肾好，头发乌黑浓密
肾精充足，头发就乌黑茂盛；反之，肾虚的话，头发就会稀疏干枯，容易变白脱落

2 肾好，泌尿功能就正常
肾主水，对人体水液代谢有调节的作用，一个肾不虚的人泌尿功能就正常

3 肾好，皮肤有光泽
肾主藏精，只有精气旺盛，五脏功能才能正常运行，则容貌不衰，所以，肾好，皮肤就好

4 肾好，牙口好、吃饭香
牙齿与骨同出一源，都是由肾中精气所充养。那么，肾的精气是否充足，就关系到牙齿是否健康

5 肾好，记忆力强
肾生髓，而脑为髓之海，所以，如果肾精充足，大脑就能得到滋养，使人思维清晰，记忆力强

6 肾好，骨骼健壮
肾主骨，生髓，如果肾精充足，人的骨骼就会得到很好的滋养

肾虚是怎么回事

中医学里肾虚就是肾的精、气、阴、阳不足，进而引发肾功能方面的问题。肾虚通常包括肾阴虚和肾阳虚。需要注意的是，中医所说的肾虚与西医中的肾病并不是一个概念。中医的肾虚是体内阴阳不平衡或疾病引发或身体衰老所造成的，以调养为主；而西医中的肾病，是肾脏实质性的病变，需要进行药物或手术治疗。

最容易被肾虚盯上的 6 种人

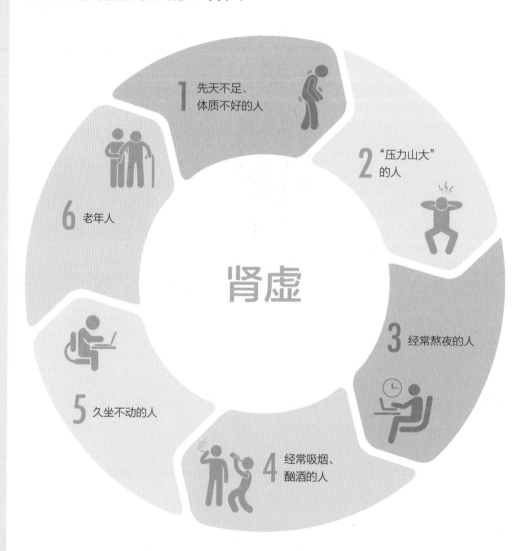

1 先天不足、体质不好的人

2 "压力山大"的人

3 经常熬夜的人

4 经常吸烟、酗酒的人

5 久坐不动的人

6 老年人

肾虚

人们常常陷入的补肾误区

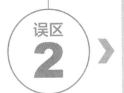

补肾就是壮阳

中医的补肾，涵盖了全面调补人体生殖、泌尿、神经、骨骼等各个组织和器官，起到调节人体功能，为身体提供"元气"的作用。肾虚症状很多，生殖功能衰退只是其中一种，补肾也不仅为了改善生殖功能，更是为了身体的其他症状得到改善和康复。因此，不能单纯认为补肾就是壮阳。

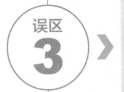

肾虚就是肾阳虚

一提到肾虚，大多数人想到的都是肾阳虚，但其实也有一小部分人是肾阴虚。如果阳虚补阴，阴虚补阳，不仅达不到补肾效果，反而越补越虚，甚至会产生严重疾病。所以补肾前要先辨明是肾阳虚还是肾阴虚，再选择适合的补肾方法。

有肾病的女性不能正常怀孕

有肾病的女性如果怀孕可能会引起肾功能急剧恶化，但并非所有女性患者都不能怀孕。如果怀孕前血压和尿蛋白控制良好、肾功能正常，怀孕成功率可达95%，胎儿基本能正常发育和出生，产妇肾功能大多也能恢复至正常水平。

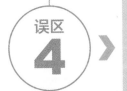

年轻人不会得肾病

近年来，肾病患者中低龄化趋势比较明显，肾脏病患者越来越年轻。这部分人之所以患肾病，除因扁桃腺等发炎和链球菌感染外，与学习或工作压力较大、劳累过度、长期熬夜、饮食不规律等也有很大关系。所以20岁以上的年轻人应每年到医院做一次尿常规检查，这是早期监测肾病的有效手段。

最受关注的养肾问题

Top 1
为什么说"肾是长寿的基础"?

Top 2
肾不好,身体会有哪些小信号?

我们的身体是一个有机的整体,心、肝、脾、肺、肾之间有着密切不可分割的关系。中医讲肾为先天之本,肾壮则五脏俱荣,百病难生;肾虚则五脏俱虚,百病丛生。所以说想改善身体状况,达到健康的目的,必须从养肾入手。

肾出现了问题,身体通常会出现:浑身没劲、胃口不好、恶心呕吐、小便有泡沫、排尿量不正常等现象。当出现了这些问题,就要及时去医院做检查。

Top 3
时常担惊受怕,容易损伤肾吗?

Top 4
什么情况下,需要做尿常规检查?

按照中医阴阳五行对应人体五脏的理论,肾与恐相对应。通常说的"吓得尿了裤子",就是恐伤肾的表现。恐惧使肾受到伤害,肾控制水液代谢的功能出现异常,最终控制不住小便的正常排泄,造成了尿裤子的结果。

肾脏是人体水液代谢非常重要的器官,当发现自己出现尿少、尿频、淋漓不尽、尿液混浊,夜尿增多或浮肿时就有可能是肾出了问题,要自觉找肾内科医生检查,以排除肾病。

Top 5

哪些检查能查出是否患有肾病？

肾病筛查通常包括以下检查：尿常规检查、24 小时尿蛋白定量检查、尿红细胞位相检查、尿小分子蛋白测定、尿细菌培养检查、肾功能及其他辅助检查。

Top 6

补肾是男人的事，对吗？

不少人认为补肾、保肾只是男人的事，其实，女性的特殊生理结构和心理特点决定了女性更易患肾病，特别是肾盂肾炎、狼疮性肾炎等。不少爱美女性为了身材苗条，盲目追求减肥，乱吃减肥药，对肾脏损害较大。因此，女性朋友肾虚的也很多，也需要补肾。

Top 7

肾虚是不是吃六味地黄丸就可以？

不少人认为，人出现了肾虚的症状就要服用六味地黄丸，这是不科学的。中医认为肾虚分为肾阴虚和肾阳虚两种。肾阴虚的人，表现症状为：手足心热、心烦失眠、遗精盗汗等，可选用六味地黄丸调理；肾阳虚的人，表现症状为：怕冷、四肢发凉、疲惫乏力等，可选用中成药金匮肾气丸调理，但都需要遵医嘱服用。

Top 8

感冒容易诱发肾病吗？

感冒被称为"万病之源"，能诱发肾病，特别是急性肾小球肾炎。急性肾小球肾炎多发于感冒治愈之后，是由于感冒引起免疫系统调节失常，最终导致了肾功能障碍。因此，日常生活中要注意预防感冒。

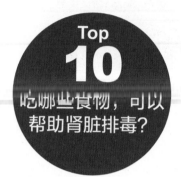

Top 9
为什么吃黑色食物有补肾效果？

黑色食物一般含有丰富的矿物质和维生素，对养肾有好处，如我们平时说的"黑五类"，包括黑米、黑豆、黑芝麻、木耳、黑枣，就是补肾食物的典型代表。

Top 10
吃哪些食物，可以帮助肾脏排毒？

平时可选择多吃些黄瓜、冬瓜、柠檬、香菜等，这样的食物可以促进肾脏排出体内毒素，使肾脏不受伤。

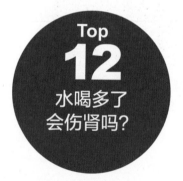

Top 11
哪些习惯会使肾受到损伤？

伤害肾的习惯很多人都有：过饥、过饱、饮食不规律、喝水少、口味重、蛋白质和油脂摄入过多、贪食生冷的东西等常见的生活习惯或多或少都会损伤肾的健康。

Top 12
水喝多了会伤肾吗？

养肾需要喝足够的水，但并不是说水喝得越多越好，因为过量喝水会使肾脏超负荷工作，增加肾脏的负担，很可能引发一些不适，甚至会导致水中毒。科学研究表明，成人每天应该喝1500～1700毫升水，相当于8杯左右，对人体健康最好。

第**1**章

护肾养肾
从管住嘴开始

对肾有利的营养素

维生素 A
保护肾脏黏膜

维生素 A 也叫视黄醇，只存在于动物性食物。但胡萝卜素在体内可转化为维生素 A，而胡萝卜素可以从植物性食物中获取。维生素 A 对肾脏有间接的好处，对肾脏黏膜也有保护作用。肾脏出现问题时，维生素 A 的需要量会增加。

有哪些保健功效

- 维持皮肤黏膜层的完整性
- 防止夜盲症
- 促进生长发育
- 维护生殖功能
- 维持和促进免疫功能

如果缺乏有哪些症状

暗视力下降、夜盲；生长发育不良；易感冒、食欲下降、头发干枯、皮肤粗糙、记忆力下降、失眠等。

这样吃更健康

维生素 A 是脂溶性维生素，但这并不代表一定要用油来烹调食物，其实只要肠道中有油脂就可以。换句话说，只要一天中吃了含油脂的食物就行。

- 蒸胡萝卜（主要材料：胡萝卜）
- 青椒炒肉（主要材料：青椒、猪瘦肉丝）

哪些人群易缺乏

老年人、干眼症及夜盲症患者、肥胖人群、呼吸道疾病患者。

最佳食物排行榜

食材及含量 （微克/100克）	适用量/日
鸡肝 10414	50 克
猪肝 4972	40 克
鹌鹑蛋 337	5~7 个
鸡蛋 234	1 个
羊肾 126	100 克

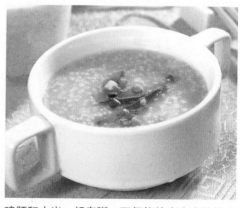

鸡肝和小米一起煮粥，不仅能补充丰富的维生素 A，还有补肝养肾的功效

维生素B6
降低肾结石风险

维生素 B6 又称吡哆素，是一种水溶性维生素，为人体内某些辅酶的组成成分，在动物肝脏、谷类、蔬菜和坚果等食物中含量较多。研究发现，维生素 B6 可以干扰人体内草酸的生成，而草酸参与肾结石的形成。

有哪些保健功效

- 维持神经系统功能
- 维持正常的免疫功能
- 防治口腔溃疡
- 预防脂溢性皮炎
- 有利于防止脱发
- 促进消化

如果缺乏有哪些症状

食欲不良，呕吐，贫血，关节炎，头痛，长粉刺、脱发等；儿童会出现痉挛、学习障碍等。

最佳食物排行榜

食材推荐	适用量 / 日
鸡胸肉	100 克
黄豆	40 克
腰果	50 克
榛子	50 克
蛋黄	20 克
香蕉	150 克

这样吃更健康

含有维生素 B6 的食物和含维生素 B1 的食物一起食用，可以相互促进营养吸收。

- 鸡肝小米粥（主要材料：鸡肝、小米）

含维生素 B6 的食物和含维生素 C 的食物一起食用，可以促进维生素 B6 的吸收。

- 猕猴桃豆浆（主要材料：猕猴桃、黄豆、雪梨）

哪些人群易缺乏

患肝脏疾病、甲状腺功能亢进及从事高温、高压、强辐射作业的人。

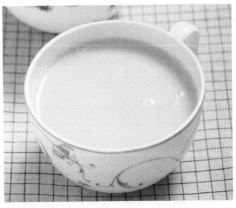

玉米和大豆一起打成豆浆饮用，不仅有助于维生素 B6 的吸收，还能增加血管弹性

维生素E
减轻肾脏负担

维生素 E 又叫生育酚，是一种脂溶性维生素，对碱不稳定，主要来源于乳蛋类、肉类以及植物油等，是最主要的抗氧化剂之一。它能防止体内过氧化物增多，减轻对肾脏的负担，而且对肾脏也有保护作用。

有哪些保健功效

- 抗氧化，延缓衰老，美容养颜
- 抗动脉粥样硬化
- 维持正常免疫功能
- 改善更年期综合征
- 维持视网膜功能
- 加速伤口愈合，减少色素沉着
- 改善女性雌激素水平

如果缺乏有哪些症状

免疫力下降；溶血，生殖功能异常，骨骼肌萎缩，皮肤粗糙无光泽；儿童发育迟缓，严重可出现贫血、视网膜病变等。

最佳食物排行榜

食材及含量 （毫克/100 克）	适用量/日
豆油 93.08	25 克
葵花子仁 79.09	25 克
香油 68.53	10 克
玉米油 50.94	25 克
黑芝麻 50.40	15 克
核桃 43.21	20 克

这样吃更健康

富含维生素 E 的食物和含有硒的食物一起食用，能够促进维生素 E 的吸收。

- 核桃肉卷（主要材料：核桃仁、猪肉）
- 煎三文鱼（主要材料：大豆油、三文鱼）

哪些人群易缺乏

偏食的人、素食者、儿童、青少年、孕妇、肿瘤患者等。

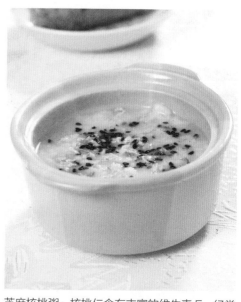

芝麻核桃粥：核桃仁含有丰富的维生素 E，经常食用，不但能提高抵抗力，还能美容养颜

膳食纤维
促进肾脏排毒

膳食纤维是碳水化合物中的一类非淀粉多糖，分为可溶性纤维与不可溶性纤维。豆类、胡萝卜、柑橘、燕麦等食物中可溶性纤维较丰富，而不可溶性纤维多存在于小麦糠、芹菜、果皮和根茎蔬菜中。膳食纤维对肾脏功能的影响不大，但可促进脂类代谢和毒素排泄，减轻肾脏的负担，从而间接保护肾脏。

有哪些保健功效

- 预防和治疗肥胖
- 稀释、加速致癌物质和有毒物质的移除，预防结肠癌
- 控制血糖和胆固醇的水平
- 预防和治疗便秘
- 预防心血管疾病

如果缺乏有哪些症状

便秘，消化不良；容易肥胖；内分泌失调，血压升高；皮肤无光泽、暗黄等。

最佳食物排行榜

食材及含量 （克/100 克）	适用量 / 日
魔芋精粉 74.4	100 克
银耳（干）30.4	15 克
紫菜（干）21.6	15 克
杏仁（大）18.5	12 克
黄豆 15.5	40 克
松子（炒）12.4	10~25 克
小麦 10.8	100 克

这样吃更健康

富含膳食纤维的食物和脂肪类食物一起食用，可以有效抑制脂肪的吸收。
- 洋葱炒肉丝（主要材料：洋葱、猪瘦肉）
- 山药炖羊肉（主要材料：山药、羊肉）

哪些人群易缺乏

消化功能不良者、肥胖者、偏食者。

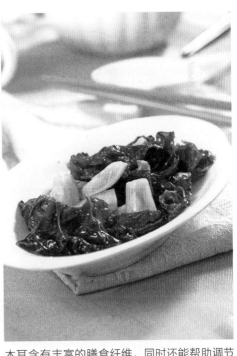

木耳含有丰富的膳食纤维，同时还能帮助调节血糖

钙
促进肾功能恢复

钙被称为"生命元素"，99% 存在于骨骼和牙齿中。食品中乳制品、蛋类、豆类及绿色蔬菜富含钙元素。钙对过敏性疾病引起的肾功能损伤有一定积极作用，对纠正肾功能紊乱引起的酸中毒及慢性肾功能不全也有积极作用。

有哪些保健功效

- 促进骨骼和牙齿生长发育
- 维持正常的生理代谢
- 预防佝偻病和骨质疏松
- 对血液凝固有重要作用

如果缺乏有哪些症状

小儿佝偻病，手足搐搦症等；成年人骨质疏松症。

最佳食物排行榜

食材及含量 （毫克/100克）	适用量/日
虾皮 991	25 克
黑芝麻 780	15 克
花生米（炒）284	30 克
黑豆 224	30 克
苋菜（紫）178	150 克
豆腐 164	150 克
牛奶 104	500 毫升
鸡蛋 56	1 个

这样吃更健康

含钙的食物和含维生素 D 的食物一起食用，可以相互促进吸收、利用。

- 油菜炖豆腐（主要材料：油菜、豆腐）
- 黑豆牛奶（主要材料：黑豆、牛奶）

哪些人群易缺乏

儿童、青少年、老年人、偏食者、孕产妇、夜间工作人员等。

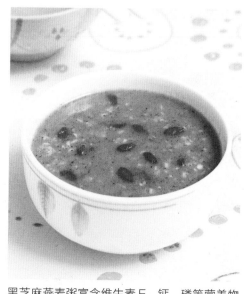

黑芝麻燕麦粥富含维生素 E、钙、磷等营养物质，能补肝益肾、填补精髓

锌
提高性欲、补肾

锌是人体不可缺少的微量元素之一，主要存在于海产品、动物内脏和坚果内，其中牡蛎含锌量非常可观。锌对视力、性欲、毛发、胃肠、免疫力起到积极作用，是补肾非常好的营养素。

有哪些保健功效

- 促进骨骼的代谢
- 保护视力
- 维持体内各激素的调节
- 提高免疫功能，增强抵抗力
- 改善味觉，提高食欲
- 促进伤口愈合

如果缺乏有哪些症状

视力下降，食欲不振、厌食，抵抗力下降；孕妇孕期妊娠反应加重，产程延长，男性可能出现精子减少、前列腺炎等。

最佳食物排行榜

食材及含量 （毫克/100克）	适用量/日
牡蛎 9.39	15~30 克
香菇（干）8.57	25 克
黑芝麻 6.13	15 克
南瓜子（炒）7.12	25 克
猪肝 5.78	100 克
鸭蛋黄 3.09	1 个

这样吃更健康

含锌的食物和含维生素 A 的食物一起食用，可以相互促进吸收。

- 牡蛎白菜汤（主要材料：牡蛎、大白菜）
- 猪肝菠菜汤（主要材料：猪肝、菠菜）

哪些人群易缺乏

偏食者、素食者、儿童、青少年、肿瘤患者、孕妇等。

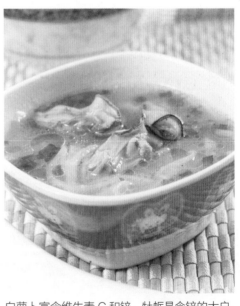

白萝卜富含维生素 C 和锌，牡蛎是含锌的大户，两者做汤食用，能增强机体免疫力

硒
延缓肾病进展

硒是人体所必需的微量元素，分布于各组织器官和体液，肾脏中浓度最高。人体自身不能合成硒，需要从食物中获取，动物内脏、海产品以及植物种子中硒含量较丰富。硒是一种强效的免疫调节剂，能刺激人体的体液免疫和细胞免疫，这对于防止肾病患者出现感染和减缓肾病进展非常重要。

有哪些保健功效

- 促进重金属排泄，防止重金属中毒
- 清除自由基，延缓衰老、美容养颜
- 提高机体免疫力
- 保护心血管

如果缺乏有哪些症状

长期缺硒会导致免疫力下降，加速衰老；重金属中毒；视力下降、眼底疾病、老年人出现黄斑变性等疾病；精子畸形、子宫炎症等。

最佳食物排行榜

食材及含量（克/100克）	适用量/日
魔芋 350.15	100 克
猪肾 111.77	100~150 克
虾皮 74.43	15 克
蘑菇（干）39.18	50 克
带鱼 36.57	150 克
腰果 34.00	15~20 粒
鹌鹑蛋 25.48	5~7 个

这样吃更健康

含硒的食物和含维生素 E 的食物一起食用，可以相互促进营养吸收。

- 青椒炒猪肾（主要材料：青椒、猪肾）
- 腰果虾仁（主要材料：腰果、虾仁）

哪些人群易缺乏

老年人、儿童、青少年、孕妇、偏食者、素食者等。

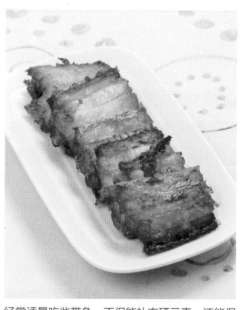

经常适量吃些带鱼，不但能补充硒元素，还能保护心血管健康

养肾补肾，适当摄入黑色、咸味食物

中医认为，黑色、咸味食物有养肾的功效。平时适当摄入一些这两类食物，可使肾变得强健。

黑色入肾——养肾必须吃的"黑五类"食物

黑色食物一般含有丰富的矿物质和维生素，如我们平时说的"黑五类"，包括黑米、黑豆、黑芝麻、木耳、黑枣，就是最典型的代表。如果仔细查询一下"黑五类"食物的营养，就会发现，其中个个都是养肾的"好手"。

食物名称	功效
黑米	黑米含有丰富的蛋白质以及铁、钙、锰、锌等矿物质，有开胃益中、滑涩补精、健脾暖肝、舒筋活血等功效
黑豆	黑豆被誉为"肾之谷"，黑豆味甘性平，不仅形状像肾，还有补肾强身、活血利水、解毒、润肤的功效，特别适合肾虚的人食用
黑芝麻	黑芝麻性平味甘，有补肝肾、润五脏的作用，对因肝肾精血不足引起的眩晕、白发、脱发、腰膝酸软、肠燥便秘等有较好的食疗作用
木耳	木耳有补肾固精、利尿消石、润肠通便、温肺定喘的作用，常用于肾虚腰痛、尿路结石等症
黑枣	黑枣有"营养仓库"之称，性温味甘，有补中益气、补肾养胃、补血的功效

咸入肾——咸味食物善养肾

酸、苦、甘、辛、咸五味与五行的配属为：酸属木，苦属火，甘属土，辛属金，咸属水。五脏之中，肾也属水，故咸与肾同类相属。五味中的咸和五脏中的肾具有特殊的亲和性，中医认为凡是咸味的食物都入肾，具有补肾的作用。

适度食用咸味食物

咸味入肾经，适当食用能补肾强腰、强壮骨骼，使身体有劲儿，充满活力，但吃了过多的咸味食物也会伤肾。如海带、螃蟹等海产品多味咸，但同时也性寒，多食易损伤肾阳，也损脾胃，所以食用咸味食物要适度。

冬季吃咸可养肾防寒

中医认为冬季与五脏中的肾相对应，而五味中的咸入肾，有补益阴血的作用。于是，根据"秋冬养阴""冬季养肾"的原则，冬季可适量多吃点咸味食品，如海带、紫菜和海蜇等，可起到养肾防寒的功效。

• 专家连线 •

"咸入肾"是不是让你多吃盐？

所谓的"咸入肾"，是说咸味的食品有一定滋补肾阴的作用。不过，咸指的是食物的五味，而不等于"盐"，吃点咸味的食品，并不是说在菜里猛加盐。对于健康的成年人来说，一天摄入 6 克盐是比较合适的，过多就会造成电解质代谢紊乱，从而影响肾功能。另外，咸菜不建议多吃，经常吃咸菜会提高癌症的发病率。

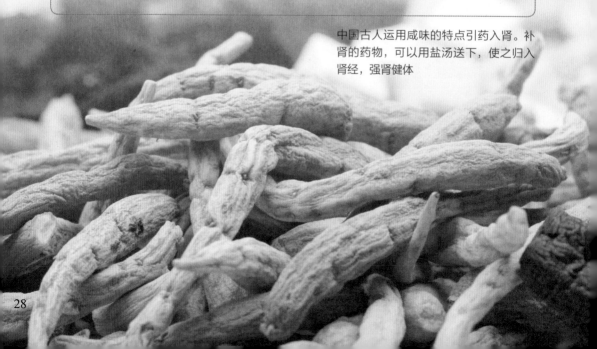

中国古人运用咸味的特点引药入肾。补肾的药物，可以用盐汤送下，使之归入肾经，强肾健体

科学饮水才能更好地保护肾

随时携带瓶装水

肾病患者以及老年人由于本身肾功能的衰退，容易引起脱水，而严重的脱水容易导致疲劳、昏厥，甚至威胁到生命。因此，肾病患者及老年人需要及时补水，尤其是夏季和运动后。

购买容易携带的瓶装水，对经常外出的肾病患者而言就非常重要，看似很普通的一瓶水，其实对养成随时补水预防缺水的意义非常重大。

对经常运动的人来说，选择合适的水也是有讲究的，运动型饮料、矿泉水和淡茶水都是不错的选择，不建议选择含糖量较多的饮料，咖啡、红茶等能增加排汗量，也不建议选择。

不要等到口渴才喝水

许多老年人由于身体感知系统减弱，有时已经到了体内缺乏水分的程度，但不会感到口渴，饮水量也随之减少。这就更容易导致机体缺水，严重的甚至导致脱水的发生，对肾脏乃至全身的健康都是一个危险因素。

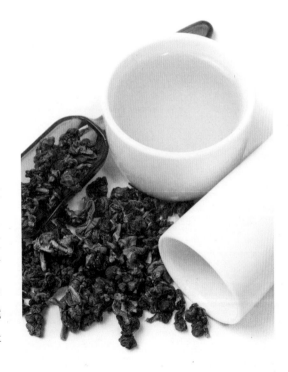

所以，即使不口渴，平时也要养成经常喝水的习惯，如饭后可以喝一杯淡茶水。如果和老年人住在一起，要及时提醒老人喝水，也可定时端水给老人，让其饮用。另外，在入睡前喝一杯温水，不但能补水，还能有利于肾脏的排毒，长期坚持，对健康大有裨益。

减少盐分摄入不伤肾

烹饪技巧帮你限盐

晚点放盐

烹饪菜肴时过早放盐，盐分会很容易渗入到食物中，但食用起来咸度感觉却不很明显，更容易增加盐的摄入。而起锅时加盐，咸度容易控制得当，因为盐分大部分在食物表面，口感也不会寡淡。吃凉拌菜时，最好在食用之前加盐，这样不但能防止盐分摄入过多，口感和咸度也合适。

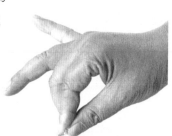

食物先做好，食用时蘸调料

食物制作过程不添加含盐调味品，可以减少很多盐的摄入，吃的时候，再蘸取含盐分适量的调味品，也可以达到同样的口感。

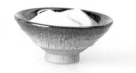

用其他调味品代替盐

炒菜时尽量不加糖，因为甜味会掩盖食物的咸味，从而增加盐分摄入。另外，烹饪时滴几滴醋，做出来的菜不会食之无味，还可以促进消化、提高食欲、减少维生素的流失。烹饪菜肴时加入一些花椒、葱、姜、蒜、番茄汁、芥末等调味品，也可以增加食物的味道，同时防止盐分摄入过多。

· 专家连线 ·

减少盐摄入的窍门

为了减少盐的摄入，日常生活中有很多烹饪的小细节，注意的话可以帮到大忙。

1. 在最想吃的菜中加入 2 克左右的盐，以增进食欲，其他的菜可以选择用不含盐或含盐量少的调料来调味，如醋、柠檬汁等。
2. 饭后适当吃一些富含钾的水果，如香蕉、猕猴桃等，可以促进盐分的排泄。
3. 一日三餐中，可在午餐中有一道自己特别爱吃的菜品放正常量的盐，其他两餐则选择少盐的菜谱，来管住自己的嘴巴，减少盐分摄入。

养肾防止蛋白摄入过多

　　蛋白质是人体必需的营养素，是一切生命活动的基础。但是，"高蛋白质食物吃得越多越好"的观念并不科学，甚至是有害的。正常人只要均衡饮食，没必要再增加蛋白质的摄入，因为过多的蛋白质会给肾脏的健康带来危害。

高蛋白质饮食增加肾的代谢负荷

　　蛋白质是由氨基酸构成的，其经过人体代谢后，最终产物会以肌酐、尿素等人体不需要的物质形式被排出体外，而其最主要的排泄方式就是通过肾以尿液的方式排出体外。所以，一个人如果蛋白质摄入过多，会加重肾的负担，久而久之就会对肾造成伤害，影响肾功能。

正常成年人的蛋白质推荐摄入量

　　从安全考虑，正常成年人每天的蛋白质摄入量以每千克体重0.8克蛋白质为宜；由于我国居民以植物性食物为主，因此，成人蛋白质的摄入量可以提高到1.0~1.2克/千克体重。如果按热量计算，成人蛋白质的摄入量应占总热量的10%~12%，儿童和青少年为12%~14%。而肾功能异常或肾病患者则要根据实际情况调整。

肾功能异常或肾病患者宜选择低蛋白饮食

　　肾功能异常或肾病患者的蛋白质代谢产物会出现排泄障碍，造成血尿酸堆积。为了降低血尿酸的生成，减轻肾脏负担，应减少从食物中摄入蛋白质，选用低蛋白饮食。而根据肾功能异常或肾病患者蛋白质及氨基酸代谢的特点，应尽量减少植物蛋白质的摄入，可以换成优质动物蛋白质，如适量摄取牛奶、鱼类、瘦肉、鸡蛋等食物。

饮酒量要控制，防止喝多伤肾

过量饮酒对肾脏的危害

适当地饮酒能增进食欲，促进血液循环，但过量饮酒，则会给身体带来伤害。酒精的代谢产物能阻碍机体对尿酸的排泄，导致体内的尿酸值升高。长期尿酸过高还会引发间质性肾炎和肾结石，严重的还可能导致尿毒症和肾衰竭。

怎样做到适量饮酒

各种酒类中，陈年黄酒、啤酒的嘌呤含量很高，烈性白酒次之，而红酒则相对较少。德国科学家在研究中发现，适量饮用红酒还可以防止肾结石。所以平时可以适当喝些红酒，但每次最好不要超过100毫升。另外，每周至少保证有1~2天不喝酒。

是否要禁酒

如果身体状况良好，稍微喝一些酒不会对肾产生影响。但是，当患者出现急性肾衰竭、脱水以及浮肿等情况时，则最好戒酒，否则会导致肾脏的损害进一步加重，出现严重的后果。

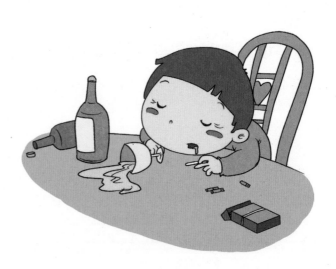

肾病患者的饮食要点

及时补钙

肾病患者尤其是肾结石的患者，认为得了肾病就不能补钙了，这种看法是不科学的，也是对健康不利的。

草酸摄入过多，容易在体内生成草酸钙，若不能及时排出体外，在尿液中沉积下来，就形成了肾结石。因此，防止肾结石还得从根源入手，即减少草酸盐含量高的食物。而同时补钙也不能忽视，要适量地补，以免造成机体缺钙，对老年人来说，机体缺钙容易导致骨质疏松。

导致肥胖的食物要谨慎

肥胖可以导致肾脏的脂肪增加，引起肾脏的体积增大，肾小球功能随之出现异常。而且肥胖还容易引发糖尿病，其中 40% 的糖尿病患者会激发糖尿病肾病——是最难治疗的疾病之一。

因此，肾病患者饮食要格外注意，身体肥胖则更是要警惕。日常饮食宜清淡、低盐、低糖，太甜、太油的食物不能吃，这样才能防止肥胖，保护我们的肾脏。另外，肾病患者日常要限制食用动物油脂，多选择植物油，如豆油、菜籽油、香油等。

找到自己的饮食规律

个体之间饮食习惯存在着巨大差异，肾病患者也是一样，在饮食上，肾病患者也要根据自己的病情和以往的饮食规律，来决定自己的饮食。

肾病患者要经常做血尿酸的测定并做好记录，日常需记录好自己所吃的食物，然后与血尿酸数值进行对比。如果发现对病情的恢复有利，那么就按照这些食谱进食，当然定期的尿酸检查也不可忽视，同样能帮助进行饮食偏差的纠正。

肾病患者吃水果有讲究

你知道吗？水果不但有减肥和美容的功效，还能辅助肾结石和尿路感染等的治疗。

肾病患者要根据体质选水果

中医认为，食物本身有"寒、热、温、凉"的属性，如果不温不热，不寒也不凉，则归属于"平"性，而每种水果，都有其属性，一般分为"温热""寒凉""甘平"三类，甘平的水果适宜于各种体质的肾病患者。

属性温热的水果	属性甘平的水果	属性寒凉的水果
选择新鲜开胃的食物，避免高盐。	葡萄、木瓜、橄榄、李子、梅子、枇杷、山楂、苹果等。	橘子、香蕉、雪梨、柿子、西瓜等。

肾病患者夏季吃水果的注意事项

肾病患者夏季吃一些水果，不但能补充热量，还能补充维生素和矿物质。但应该注意适当把握进食水果的方法和数量，每天吃 2 ~ 3 种水果即可，由于肾功能不全、少尿或无尿的患者进食大量水果后可引起高钾血症，所以上述患者每天吃 1 ~ 2 种水果即可。

不同的肾病患者如何选水果

急性肾小球肾炎患者可吃苹果等；伴有胃溃疡的肾病患者要尽量少吃柠檬、山楂等味道较酸的水果；心力衰竭、水肿严重的肾病患者要尽量少吃含水分较多的水果，如西瓜等；伴有贫血的肾病患者宜吃苹果、梨等。

肾病患者外出用餐要注意什么

　　肾病患者外出用餐前，要事先做好计划，挑选合适的餐厅，慎重选择菜品，点餐前可以先询问服务员，以便获得更多的菜品信息，让自己吃得更安心、健康。

肾病患者外出用餐原则

　　烹调时不要放盐和味精，调味料放在旁边自己添加，吃三明治或汉堡时不要放乳酪，可自行添加芥末或番茄酱。此外，需要特别限制蛋白质的摄入量，所有的肉类均须减半。甜点、零食切记少食含丰富蛋白质的食物，如坚果等。

外出用餐四注意

　　1.勿放味精、酱油或鱼露；避免大块食物烹调。

　　2.避免淋酱油或辣椒油。

　　3.选择低钾蔬菜，炒菜时勿调味太重。

　　4.少食肥甘厚腻食物。

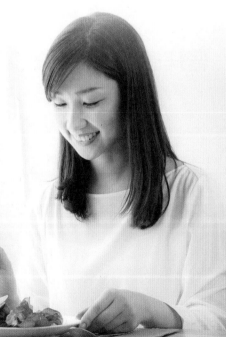

> **· 专家连线 ·**
> **肾病患者外出用餐，不建议饮用杨桃汁**
> 　　患有肾病的人无法代谢杨桃产生的草酸盐，造成草酸盐在肾脏和其他部位沉积，可导致肾衰竭以致各种不良反应。所以正在进行透析或是肾衰竭患者不要食用杨桃或饮用鲜榨杨桃汁。

应特别注意的细节

饮料

- 适当控制水分摄入量，计算用餐时可饮用的水量，假如想喝饮料，就要减少其他水分的摄入量
- 在水里放片柠檬，可帮助解渴

主菜

- 烧烤时，不要加盐，调料或酱汁放在旁边，随时掌握用量
- 避免混炒或砂锅菜，不要加调味酱
- 剥掉鸡、鸭的皮或油炸食物包裹的面皮，可以减少脂肪的摄入量
- 可以在食物中加入黑胡椒，既能增加菜的风味，又不会令人口渴

开胃菜

- 选择新鲜开胃的食物
- 避免高盐

主食

- 选择米饭、面条
- 勿放酱汁

肾病患者外出用餐食谱

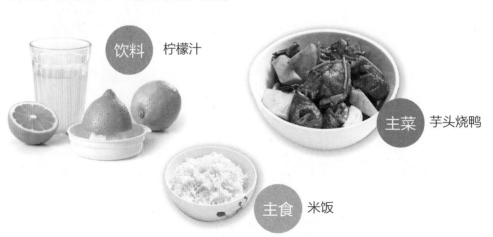

饮料　柠檬汁

主菜　芋头烧鸭

主食　米饭

第**2**章

药补不如食补，吃对了
肾才好

谷豆类

性味归经

性平，味甘；
归脾、胃、肾经

推荐用量 每日50克（生黑米）

黑米

增强肾活力

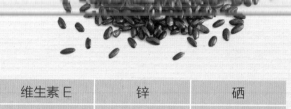

主要营养素 每100克含量	维生素B₂	维生素E	锌	硒
	0.13毫克	0.22毫克	3.8毫克	3.2微克

养肾功效

黑米能增强肾的活力——黑米中含有维生素C、钾、镁等营养成分，这些营养成分有助于尿酸排泄，可缓解肾病并发痛风、关节炎等症状。

另外，黑米对于慢性肾小球肾炎也有很好的疗效。

人群食用须知

少年白发者、妇女产后虚弱、病后体虚以及贫血、肾虚等人群可食用。

脾胃虚弱的小儿及老年人要慎食。

这样吃才健康

1 黑米外部有坚韧的种皮包裹，不易煮烂，多食后易引起肠胃不适，因此黑米煮前应先浸泡一夜，食用时要煮烂，而且不要食用过多。

2 黑米与板栗一起煮粥，有补肾壮阳的功效。板栗含有大量淀粉、蛋白质等多种营养素，经常食用能强身补肾。

3 黑米可滋阴补肾，红豆可健脾益胃。两者一起煮粥，不仅口味清甜，还有活血补气的功效。

• 专家连线 •

如何判断染色黑米

购买黑米时可将米粒外面的皮层全部刮掉，看米粒是否呈白色，如果不是白色，就有可能是染色黑米。

养肾这样吃

黑米莲子粥

材料 黑米 100 克，莲子 20 克。

调料 冰糖适量。

做法

1. 黑米洗净，浸泡一夜；莲子洗净浸泡。
2. 锅中放水，将浸泡好的黑米放入水中，大火烧开后再转小火慢煮 30 分钟。
3. 加入莲子煮至黑米和莲子都软烂后，加入适量冰糖即可。

功效 莲子养心、补脾、益肾，对于久病、产后或老年体虚者有很好的补益作用；莲子有涩精止泻的作用，对于青年人多梦、遗精有很好疗效。黑米有滋阴益肾、益气强身的功效。因此，肾虚患者可以经常适量食用。

黑米红枣粥

材料 黑米 100 克，红枣 6 枚，枸杞子 20 克。

调料 白糖适量。

做法

1. 先将黑米洗净，提前浸泡一夜；红枣、枸杞子洗净备用。
2. 锅置火上，倒入适量清水大火煮沸，放入黑米，继续煮沸后，加入红枣，改用小火煮 50 分钟，至黏稠时加入枸杞子煮 5 分钟，出锅前用白糖调味即可。

功效 此粥有补脾补肾、养血益气的功效，非常适宜女性朋友食用。

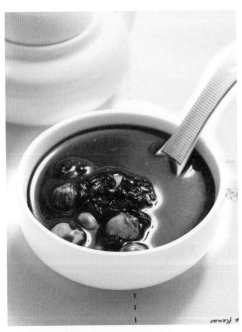

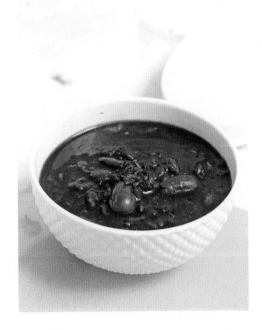

注：本书食谱用量为 2~3 人份。

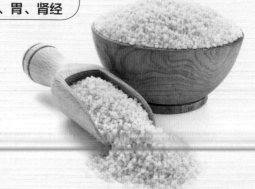

推荐用量 每日 50 克

小米

安眠又益肾

主要营养素 每 100 克含量	碳水化合物	铁	钙	镁
	75.1 克	5.1 毫克	41 毫克	107 毫克

养肾功效

小米作为五谷之首，钙、铁、镁等微量元素很丰富，且被称为"肾之谷"，其略带咸味，能养先天之本的肾，具有益肾气、补元气、益肾安眠的作用，对肾湿热导致的小便淋漓不尽等有很好的辅助疗效。

小米含有较丰富的色氨酸和淀粉，食用后有助于提高进入脑内色氨酸的含量，进而有助于褪黑素的生成，最终起到镇静和诱发睡眠的效果。

人群食用须知

产妇可食小米，能帮助调养身体，恢复体力。

体内寒重者、小便清长者要慎食。

这样吃才健康

1 小米最适宜煮粥，粥熟后表面漂浮的"米油"营养价值非常高，对肾有很好的补益作用，不能丢掉。

2 小米最适合与豆类一起煮粥。因为小米等谷类中缺乏赖氨酸，而豆类赖氨酸含量较高。两者搭配可以实现氨基酸的互补，提高营养价值。

3 小米与牡蛎一起煮粥，有补肾壮阳的功效。小米可健脾补肾，牡蛎有潜阳补阴、收敛固涩的作用，对补肾有很好的效果；且牡蛎中锌元素极为丰富，能保证男性精子的质量，有很好的壮阳效果。

4 熬小米粥时，可以放一点红糖。小米能健脾胃、补虚损，红糖有补血的作用，两者同食可补肾虚、补血。

养肾这样吃

小米牡蛎粥

材料 小米 100 克，牡蛎 150 克。

调料 盐水适量。

做法

1. 先将小米洗净；牡蛎洗净，用盐水浸泡 20 分钟。

2. 锅中倒入清水，然后将小米倒入水中，煮至成粥。

3. 捞出牡蛎，放入小米粥中，煮熟即可。

功效 小米煮粥有益胃健脾、补肾的功效，而牡蛎也是壮阳补肾的优等食材，两者搭配具有很好的滋阴补肾、益脾养胃的功效。

小米红枣粥

材料 小米 80 克，红枣 6 枚，红豆 20 克。

调料 红糖 10 克。

做法

1. 红豆洗净，浸泡 2~3 小时；小米淘洗干净；红枣洗净，去核。

2. 锅置火上，将红豆加水煮至半熟，再放入红枣煮 10 分钟，加小米，煮至小米粒开花、红枣肉软烂后放入红糖，再熬煮几分钟即可。

功效 小米可健脾、和胃、安神，能够促进睡眠，提高睡眠质量。红枣有补血的效果，两者搭配食用，对肾虚、失眠的人有很好的食疗效果，还能美容养颜。

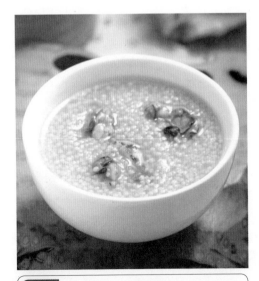

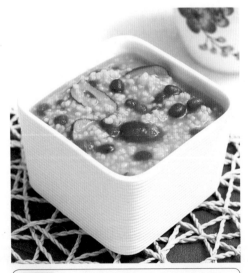

烹调小妙招	熬此粥时，在粥锅内点上 5~6 滴食用油，熬煮时粥不会溢出锅外，而且熬出来的粥更加可口。

烹调小妙招	小米煮粥较易熟烂，加入红豆煮粥时，红豆最好先用清水浸泡 2~3 小时，这样才方便和小米一起煮熟。

性味归经
性平，味甘；
归肝、肾、肺经

推荐用量 每日 10 克

黑芝麻

补肝益肾

主要营养素 每 100 克含量	膳食纤维	维生素 E	镁	锌
	14 克	50.4 毫克	290 毫克	6.13 毫克

养肾功效

黑芝麻富含的维生素 E 有抗氧化作用，有利于维持肾脏健康；所含的锌能提高精子的活力、增强男性生育能力；中医认为黑芝麻具有填精益髓、生津润肠、润肤护发的作用，对肾虚所致的皮肤衰老、发枯发落、头发早白有很好的疗效。

人群食用须知

贫血、发质差、皮肤干燥、眼花、视物不清者适合食用。

慢性肠炎、牙痛、腹泻、消化功能较弱者少食。

这样吃才健康

1 黑芝麻的外皮营养很丰富，食用时将其碾碎一起服用，更有助于营养的吸收。

2 黑芝麻和核桃可一起煮粥食用。黑芝麻滋阴补肾，可延缓衰老，核桃有很好的补脑益肾功效，两者搭配，可增强智力，延缓衰老，并能够迅速补充体力。

3 黑芝麻含有较丰富的脂肪、蛋白质和维生素，搭配山药一起煮粥，能起到润肠通便的效果，非常适合便秘的患者食用。

- 专家连线 -

黑芝麻冲水服用，补肾效果佳

将黑芝麻放在锅中翻炒至熟，磨成粉末，分别在早餐时和睡觉前半小时用水冲 15~20 克服用，可有效调理肝肾不足、腰膝酸软等症。

芝麻核桃粥

材料 黑芝麻 20 克，核桃仁 30 克，大米 50 克。

调料 白糖适量。

做法

1. 将核桃仁和黑芝麻洗净沥干，核桃仁碾碎；大米淘洗干净，浸泡 30 分钟。

2. 锅置火上，倒入适量的水煮沸，放入大米煮沸，改小火熬成粥。

3. 再放入核桃仁碎和黑芝麻熬煮至黏稠，加入适量白糖搅匀即可。

功效 核桃富含脂质、维生素和蛋白质等营养物质，性温味甘，有养血安神、抗老防衰、补肾养阳的功效；黑芝麻可滋阴养肾。此粥对肾虚引起的腰膝冷痛、滑精遗精、尿频、乏力等有很好的防治作用。

芝麻豆奶

材料 黑芝麻 20 克，黄豆 40 克。

做法

1. 黄豆洗净，浸泡 8 小时。

2. 黑芝麻炒熟，捣碎。

3. 将黄豆放入全自动豆浆机中，加入适量清水，煮制豆浆熟透后过滤。

4. 喝前调入黑芝麻碎，搅拌均匀即可。

功效 黑芝麻有补益精血、润燥滑肠的功效；黄豆被称为"肾谷豆"，具有很好的补肾作用。黑芝麻和黄豆一起食用，有提高身体抵抗力、润肠通便、促进排毒的效果，此饮品对肾气虚患者也很有益。

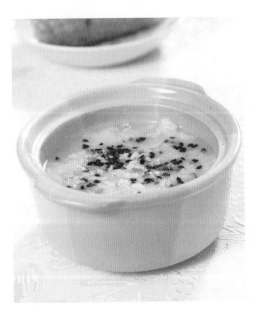

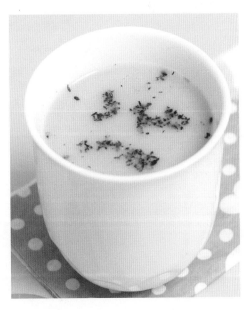

性味归经
**性平，味甘；
归脾、胃经**

推荐用量 **每日 40 克**

蚕豆

养肾涩精

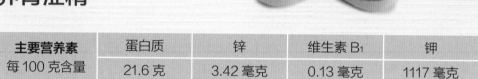

主要营养素 每 100 克含量	蛋白质	锌	维生素 B₁	钾
	21.6 克	3.42 毫克	0.13 毫克	1117 毫克

养肾功效

蚕豆有补中益气、健脾益胃、涩精止带、补肾明目等功效。此外，蚕豆还有利尿的效果，适合水肿患者食用。

蚕豆中含有丰富的胆碱，并含有调节大脑和神经组织的重要成分磷脂等，可以调节大脑神经功能，起到健脑、增强记忆力的效果。

人群食用须知

适合老年人、脑力工作者以及胆固醇较高的患者食用。

消化功能不好、慢性结肠炎患者慎食。

这样吃才健康

1 食用蚕豆时一定要煮熟，不建议吃鲜嫩的生蚕豆，可能引发消化不良、腹泻等症状。

2 蚕豆补中益气，枸杞子能滋补肝肾，有清肝去火等功效，两者一起食用，对腰酸背痛、头晕耳鸣、视力模糊等症有辅助治疗的效果。

3 蚕豆和韭菜均能健脾、益肾，一起食用能起到健胃消食、保肝护肾、祛湿的功效。

- 专家连线 -

10 岁以下儿童要慎食新鲜蚕豆

一些孩子在吃了蚕豆后，会出现全身皮肤发黄和血红蛋白尿（尿色加深），其原因是这些孩子的红细胞内缺乏一种"葡萄糖 -6- 磷酸脱氢酶"的物质。所以这些孩子吃了蚕豆后就容易发生溶血而出现黄疸，造成严重贫血。

养肾这样吃

蚕豆炖牛肉

材料 鲜蚕豆 150 克，牛里脊肉 300 克。

调料 葱段、姜片、料酒、盐各适量。

做法

1. 牛肉洗净、切块；蚕豆洗净。
2. 锅中加水，放入牛肉块，煮开，去浮沫，盛出。
3. 锅中倒油烧热，放入葱段、姜片炒香，放入牛肉块和料酒炒匀，倒入适量水炖至五成熟，加入蚕豆炖至牛肉熟烂后加入盐即可。

功效 牛肉能补虚弱、填肾精、健腰膝，搭配蚕豆一起食用，具有补肾壮阳的效果。

冬瓜蚕豆汤

材料 鲜蚕豆、冬瓜、豆腐各 200 克。

调料 盐、香油各适量。

做法

1. 蚕豆洗净；冬瓜洗净、切块；豆腐冲洗一下，切小块。
2. 锅中倒入油烧热，加冬瓜块翻炒，然后倒入蚕豆和豆腐块，加清水没过食材，煮开，小火煮 3 分钟关火，最后调入盐和香油即可。

功效 此汤有清热降火、活血养颜、利水消肿的功效，适合夏季食用，且对肾病引起的水肿也很有一定食疗功效。

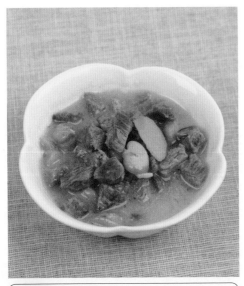

烹调小妙招 烹制此菜品时，可以放 2 ~ 3 片干山楂，能让牛肉更快熟烂，且肉质香甜可口。

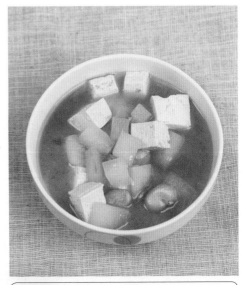

烹调小妙招 做此汤时，冬瓜皮不要扔掉，其利尿消肿的功效很好。

性味归经
性平，味甘，归脾、肾经

推荐用量 每日 30 克

黑豆

补肾养血

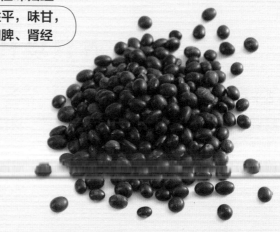

主要营养素	蛋白质	维生素 E	维生素 B₂	钙
每 100 克含量	36 克	17.36 毫克	0.33 毫克	224 毫克

养肾功效

黑豆入肾，具有健脾利水、消肿下气、补肾养血的作用，还可以补肾润肺、活血解毒。此外黑豆皮中富含花青素，有很好的抗氧化、防衰老作用。

人群食用须知

女性朋友适合经常适量食用黑豆，对月经不调、闭经有调节作用。

黑豆不易消化，消化不好的人不建议多食。

这样吃才健康

1 食用黑豆时，不要将皮去掉，因为豆皮中含有丰富的花青素，抗氧化效果显著，能帮助清除人体产生的自由基。

2 黑豆和橙子适合一起食用，黑豆中的植酸影响身体对锌和铁的吸收，而橙子富含维生素 C，能削弱植酸的作用，从而促进人体对锌和铁的吸收。

3 煮黑豆粥时，可加 3～5 枚红枣。红枣有补血养颜、益气补中的效果，与黑豆一起食用，可温阳暖肾、美容养颜。

· 专家连线 ·

黑豆不仅补肾，还能养肝

中医认为"肝肾同源"，补肾也能增强肝的生理功能。补肝肾常用的食物就是黑豆，吃煮黑豆补肝肾的效果很好。

花生芝麻黑豆浆

材料 黑豆 50 克，熟花生米 20 克，黑芝麻 15 克。

调料 白糖 10 克。

做法

1. 黑豆用清水浸泡 8 小时，洗净；花生米洗净；黑芝麻冲洗干净，沥干水分。

2. 将上述食材一同倒入全自动豆浆机中，加适量水，按下"豆浆"键。

3. 煮至豆浆机提示豆浆做好，加入白糖调味后饮用即可。

功效 黑豆除了补肝肾外，还有乌发的作用。此豆浆经常适量饮用，能改善脱发、须发早白的症状。

桂圆黑豆鲜姜粥

材料 大米 75 克，黑豆 40 克，桂圆 25 克，鲜姜 20 克。

调料 盐 3 克。

做法

1. 大米淘洗干净；桂圆、黑豆洗净，黑豆用水浸泡 8 小时；鲜姜去皮，磨成姜汁。

2. 锅置火上，加适量清水，用大火烧开，加黑豆煮沸，转小火熬煮约 20 分钟，再加入桂圆、大米、姜汁搅匀，转中火熬煮 30 分钟至米粒软烂，加适量盐调味。

功效 黑豆搭配桂圆和鲜姜，能起到消除疲劳、温阳益肾的效果。

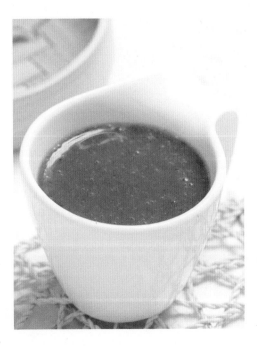

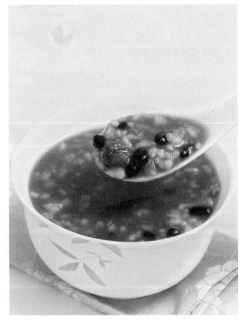

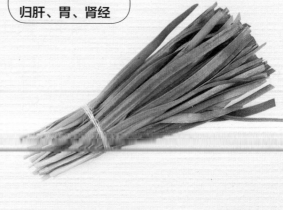

蔬菜、
菌藻类

性味归经

性温，味甘辛；
归肝、胃、肾经

推荐用量 每日 50~100 克

韭菜

温阳补肾

主要营养素 每 100 克含量	蛋白质	胡萝卜素	锌	维生素 B₂
	2.4 克	1410 微克	0.43 毫克	0.09 毫克

养肾功效

　　韭菜有温中开胃、行气活血的功效，可温阳补肾、调和脏腑。韭菜子有固精助阳、补肾暖腰等作用，对男性阳痿、遗精、早泄及女性白带、白浊有很好的防治作用。

人群食用须知

　　寒性体质的人可适当多吃些韭菜，有健胃温中、散瘀活血的效果。

　　由于韭菜不易消化且易导致上火，阴虚火旺的人要谨慎食用。

这样吃才健康

1 初春的韭菜品质最好。为避免营养流失，韭菜烹饪时间不可过长。

2 夏天韭菜易老，纤维增多且粗糙，不易被人肠胃消化吸收，易引起胃肠不适或腹泻，故夏季炎热时不可多食韭菜。

3 韭菜和鸡蛋搭配炒食，有补肾、行气、止痛的作用，适用于阳痿、尿频、肾虚、痔疮及有胃病之人食疗。

4 虾和韭菜一起炒食，有补肾、壮阳、固精的效果。

5 韭菜适合与豆芽一起炒食。豆芽能清热利尿、解毒通便，搭配韭菜可补肾壮阳、清热利尿。

· 专家连线 ·

过夜的熟韭菜不要食用

韭菜本身含大量硝酸盐，炒熟后或存放过久时，可转化为亚硝酸盐，对人体有害。

养肾这样吃

韭菜炒鳝鱼丝

材料 韭菜 150 克，活鳝鱼 200 克。

调料 蒜末、姜丝、盐各适量。

做法

1. 鳝鱼宰杀好，去除内脏，冲洗干净，取肉，切丝；韭菜择洗干净，切成 3 厘米长的段，备用。

2. 锅置火上，倒入适量植物油，待油烧至五成热，放入鳝鱼丝煸熟，加蒜末、姜丝炒香。

3. 放入韭菜段大火爆炒约 1 分钟，用盐调味即可。

功效 鳝鱼是补气养血、温阳健脾、滋补肝肾的优等食材，搭配韭菜一起食用，更有利于肾的健康，可增强肾功能。

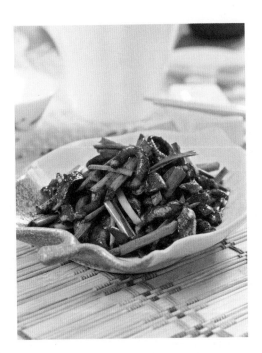

韭菜虾仁粥

材料 大米 100 克，虾仁 50 克，韭菜 30 克。

调料 鸡汤、盐各适量。

做法

1. 韭菜择洗干净，切小段；虾仁去虾线，洗净、焯水、切碎；大米淘洗干净。

2. 锅置火上，倒入鸡汤和适量清水烧开，加大米大火煮沸，转小火熬煮至黏稠。

3. 把虾仁放入粥中，略煮片刻后倒入韭菜段，再加盐调味即可。

功效 韭菜能养肝护肝、补肾壮阳、散血解毒、保暖健胃，虾仁可补阳气、强筋骨，两者搭配一起煮粥食用，能养肝护肝、温补阳气，非常适合春季食用。

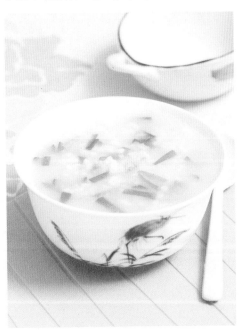

生藕性寒，熟藕性温，味甘；
归心、脾、胃经

推荐用量 每日 200 克

莲藕

补脾益肾

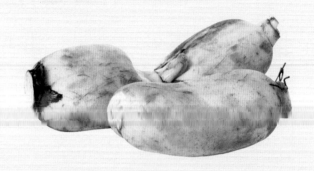

主要营养素	碳水化合物	维生素 B₁	维生素 B₂	钙
每 100 克含量	16.4 克	0.09 毫克	0.03 毫克	39 毫克

养肾功效

生藕有清热除烦、凉血止血、散瘀止呕、补脾开胃的功效；熟藕性温，有养胃滋阴、补心益肾、益气养血和健脾止泻的功效。因此，养肾适合将藕做成熟食再吃。

人群食用须知

适合高血压、肝病、缺铁性贫血以及营养不良、免疫力差的患者。

大便溏泄者不可生吃；肥胖者应少食。

这样吃才健康

1 藕切片后宜将其放入沸水中焯 1 分钟，然后捞出，用清水冲洗，这样能保持藕片大部分的营养成分和爽脆的口感。

2 鳝鱼和莲藕一起食用，能促进蛋白质的吸收。

3 木耳有益气润肺、补气养血、利五脏等功效，与莲藕一起食用可滋补肾阴。

4 猪肚补虚损、健脾胃，莲藕益肾固精，两者合用适合气血虚弱的人食用。

• 专家连线 •

秋藕最补人

秋令时节，正是鲜藕应市之时。此时天气干燥，吃些藕能起到养阴润燥、清心安神的作用。

养肾这样吃

莲藕黑豆汤

材料 莲藕300克，黑豆50克，红枣10克。

调料 姜丝、陈皮各5克，盐3克。

做法

1. 黑豆淘洗干净，浸泡8小时；莲藕去皮，洗净，切片；红枣洗净；陈皮浸软。
2. 锅置火上，倒入水煮沸，放入莲藕、陈皮、姜丝、黑豆和红枣煮沸，转小火煮1小时，出锅前加盐调味即可。

功效 此汤有健脑益智、补肾养肾的效果，肾虚的人多食黑豆，可以祛风除热、调中下气，缓解腰酸、尿频等症状。

醋熘藕片

材料 莲藕500克，西芹100克。

调料 葱花、姜末、花椒油、醋、盐、水淀粉各适量。

做法

1. 莲藕去皮、洗净、切片、焯水，待用；西芹择洗干净，切片。
2. 炒锅置火上，倒油烧热，放入葱花、姜末煸香，加盐、醋，放入藕片、西芹片翻炒，最后用水淀粉勾芡，淋上花椒油即可。

功效 此菜有健脾益肾、补血益气、生津止渴的作用，适合体弱多病、营养不良、贫血、食欲不好的人食用。

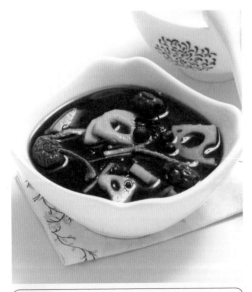

烹调小妙招 可以多加入清水，不要加高汤等含油脂高的汤类。高脂类饮食容易加重肾脏负担。

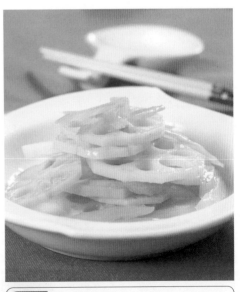

烹调小妙招 炒制莲藕时，不要炒太长时间，否则不仅会失去脆感，还会损失维生素C。

性味归经
性平，味甘；
归脾、胃经

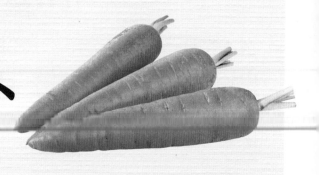

推荐用量 每日 100 克

胡萝卜

润肾壮阳

主要营养素 每100克含量	碳水化合物	胡萝卜素	钙	钾
	8.8 克	4130 微克	32 毫克	190 毫克

养肾功效

《医林纂要》中记载，胡萝卜能"润肾命，壮元阳，暖下部，除寒湿"，由此可以看出，胡萝卜有壮阳补肾的功效。另外，其对于肠胃不适、夜盲症、性功能低下等症，也有很好的疗效。

人群食用须知

一般人均可食用，尤其适合有夜盲症状和皮肤粗糙的人。

胡萝卜不要一次食用过多，否则易导致皮肤发黄。

这样吃才健康

1 由于胡萝卜素主要存在于胡萝卜皮中，在食用胡萝卜时，最好带皮吃。

2 烹饪时，胡萝卜加热时间不宜过长，以免破坏胡萝卜素。

3 紫菜有化痰软坚、利咽止咳、养心除烦的作用，对由肾虚引起的耳鸣等症状有很好的辅助疗效，与胡萝卜一起做汤食用，可起到养心补肾的功效。

4 雪梨可润肺，胡萝卜可明目。胡萝卜与雪梨一起炖汤，既可以起到润肺的作用，还有很好的补益效果。

— 专家连线 —

烹调胡萝卜时不要加醋

胡萝卜富含 β - 胡萝卜素，而 β - 胡萝卜素遇酸会被分解，因此烹调胡萝卜时不要加醋，否则会使营养价值降低。

养肾这样吃

海带三丝

材料 海带 300 克，胡萝卜 100 克，香菜 10 克。

调料 蒜末、醋、盐各适量，香油 3 克。

做法

1. 海带洗净，放蒸锅中蒸 30 分钟，取出，用清水浸泡片刻，捞出，沥干，切成约 10 厘米长的丝。
2. 胡萝卜洗净，切丝；香菜洗净，取梗，切长段。
3. 将切好的食材盛盘，倒入蒜末、醋、盐、香油拌匀即可。

功效 本菜具有良好的利尿作用，可辅助治疗肾衰竭、药物中毒、浮肿等。另外，海带中所含的藻酸对肾病有独特的预防作用。

胡萝卜烧牛腩

材料 胡萝卜 250 克，牛腩 300 克。

调料 葱段、姜片各 10 克，大料 2 粒，盐 4 克，料酒 15 克，香油 5 克。

做法

1. 胡萝卜洗净，切滚刀块；牛腩洗净，切块，入沸水中焯去血水，捞出备用。
2. 锅置火上，倒植物油烧热，放入姜片、葱段、大料、牛腩块、料酒炒香，加适量水炖 40 分钟，加胡萝卜块用中小火烧 30 分钟，待牛腩烂熟时，加盐调味，淋上香油即可。

功效 牛肉氨基酸的组成比非常接近人体，具有补中益气、强健筋骨、滋养脾胃的功效，搭配胡萝卜适量食用，更能补脾益肾。

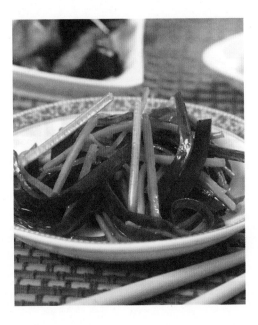

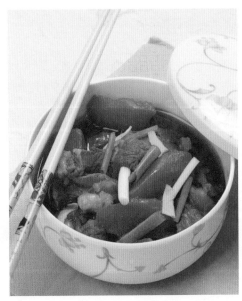

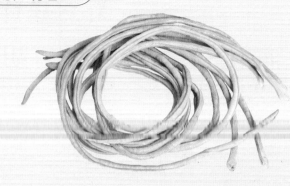

性味归经

性平，味甘咸；
归脾、胃经

推荐用量 每日 150 克

豇豆

利湿补肾

主要营养素 每100克含量	蛋白质	膳食纤维	钾	锌
	2.9 克	2.3 克	145 毫克	0.94 毫克

养肾功效

豇豆有很好的理中益气、补肾健胃作用，能够和五脏、生精髓、调养身体。肾虚的人食用豇豆，对肾虚消渴、遗精、白浊、尿频都有很好的疗效。

人群食用须知

糖尿病患者、肾虚、尿频患者可适量多食。

气滞、大便干结者不可多食。

这样吃才健康

1 豇豆生吃对肠道有强烈的刺激作用，因此一定要充分加热煮熟或炒熟再食用。

2 豇豆能解渴健脾、补肾止泻、益气生津，木耳可养胃润肺、凉血止血以及降脂减肥、生精益髓，两者一起食用，对高血压、高脂血症、心血管病等有很好的防治作用。

3 鸡肉有温中益气、补精添髓的功效，与豇豆一起食用可补肾固涩。

4 大米补中益气、平和五脏，与豇豆一起煮粥食用可补肾健胃。

─ 专家连线 ·

干豇豆煮汤，辅助调理糖尿病肾病

取带皮干豇豆100克，洗净后放入锅中，加适量水，大火烧开后转小火熬煮20分钟，取汤饮用，可以生津止渴，利湿解毒，辅助调理糖尿病肾病等。

养肾这样吃

海米炒豇豆

材料 嫩豇豆400克，泡发好的海米30克。

调料 盐、花椒粒、葱丝、姜丝各适量。

做法

1. 豇豆洗净，切成段，放入沸水锅中，煮10分钟，盛出，用凉白开冲洗。锅内盛油，油熟后将花椒放入，炸好花椒油待用。

2. 将豇豆、海米、葱丝、姜丝放入盘中，浇上炸好的花椒油。

3. 稍等片刻，再加入盐，拌匀即可。

功效 海米有补肾壮阳、理气开胃的功效；豇豆可理中益气、补肾健胃。此菜健脾胃，消积滞，补肾固精，适用于梦遗滑精、小便失禁、妇女带下等病症。

豇豆玉米

材料 鲜玉米粒、豇豆各150克，胡萝卜25克。

调料 葱末、蒜末、盐、水淀粉、料酒、高汤各适量。

做法

1. 豇豆洗净、去头尾、切小段；胡萝卜洗净、切丁。

2. 锅中倒油烧热，爆香葱末、蒜末，加豇豆段炒软后，倒入胡萝卜丁翻炒。

3. 倒入玉米粒炒匀，加料酒、高汤、盐炒熟，用水淀粉勾芡即可。

功效 这道菜富含优质蛋白、维生素及钙、铁、磷等营养素，可以促进胃肠道蠕动，起到助消化、增食欲、健脾益肾的效果。

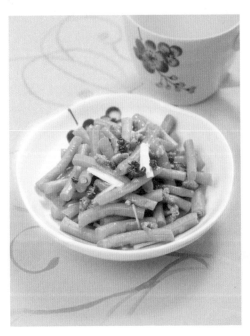

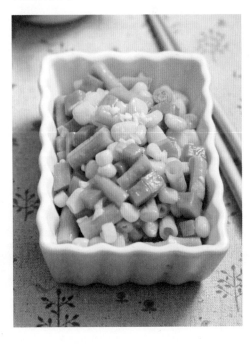

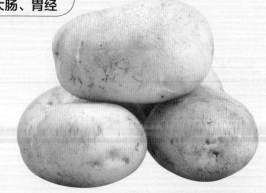

性味归经

**性平，味甘；
归大肠、胃经**

推荐用量 每日 50 ~ 200 克

土豆

改善肾功能不良

主要营养素 每 100 克含量	碳水化合物	维生素 B$_2$	锌	钾
	17.2 克	0.04 毫克	0.37 毫克	342 毫克

养肾功效

土豆中含有丰富的钾元素，能够调节血压，有效排钠，并能促进尿液排出，减轻肾脏的负担，对肾功能不良患者的康复有很好的促进作用。

人群食用须知

适合高血压、高脂血症、痛风等患者经常食用。

土豆钾含量较丰富，高钾血症患者以及肝病晚期患者慎食。

这样吃才健康

1 土豆与芹菜同食可起到降血压、缓解疲劳、防治便秘、健脾除湿的功效。

2 切好的土豆丝或土豆片不要放在水中长时间浸泡，这样会导致土豆中所含有的维生素 C 和钾大量流失。

3 牛肉纤维较粗，不易消化，而土豆中维生素含量丰富，与牛肉一起食用，不仅能够提供全面的营养，还能保护胃黏膜，补肾强腰。

4 未发芽的新鲜土豆，洗净切碎后，加开水捣烂，用纱布绞汁，每天清晨空腹喝一两匙，酌加蜂蜜同服，连续半月，可调理习惯性便秘。

· 专家连线 ·

腐烂、霉烂或发芽的土豆不能食用

凡腐烂、霉烂或发芽的土豆，因含过量龙葵素，容易引起中毒，所以不能食用。

养肾这样吃

土豆牛肉汤

材料 土豆100克，牛腿肉150克。

调料 葱花、姜末、盐各适量。

做法

1. 土豆去皮，洗净，切块；牛腿肉去筋膜，洗净，切块，放入沸水中焯去血水。

2. 锅置火上，倒入适量植物油，待油烧至七成热，下葱花和姜末炒香，放入牛肉块煸熟。

3. 倒入土豆块翻炒均匀，放入适量清水煮至土豆块熟透，用盐调味即可。

功效 牛肉属于温补性食物，有补脾胃、益气血、强筋骨的作用；土豆可益气健脾、调中和胃。该汤对腰膝酸软、肾气不足的患者有很好的调理作用。

土豆鸡肉粥

材料 鸡肉50克，大米、土豆各100克。

调料 盐、香油各适量。

做法

1. 将大米淘洗干净；鸡肉洗净，焯水；土豆洗净，去皮，切丁，待用。

2. 锅置火上，加入适量清水煮沸，放入鸡肉，用小火煮20分钟，捞出，沥干。

3. 把洗好的大米、土豆丁倒入鸡汤锅中，煮沸后用小火熬至黏稠，加盐调味，把鸡肉切片，撒在粥面上，淋上香油即可。

功效 鸡肉中蛋白质的含量高，且易于被人体吸收，更是磷脂的重要来源，搭配上土豆一起食用，可以增强体力、强肾健体。

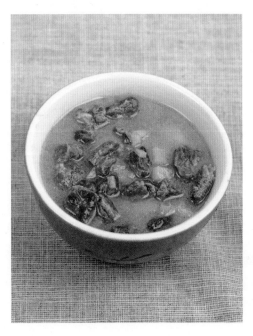

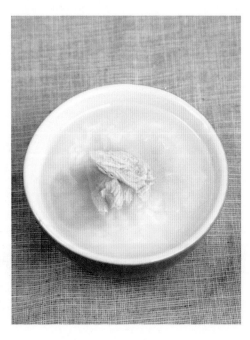

推荐用量 每日 100 克

山药

补肾涩精

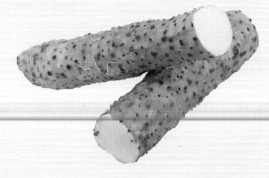

主要营养素	维生素 B$_1$	维生素 B$_2$	钾	锌
每 100 克含量	0.05 毫克	0.02 毫克	213 毫克	0.27 毫克

养肾功效

李时珍说山药能"益肾气，健脾胃"，它具有强健机体、补脾养胃、补肾涩精等功效。肾亏遗精、小便频数的患者可以适当多食。

人群食用须知

食欲不振、消化不良者、腹泻者及病后虚弱者可多食。

山药有收敛作用，感冒、大便燥结及肠胃积滞等患者慎用。

这样吃才健康

1 山药中含有丰富的淀粉酶，如果在高温环境下持续烹调，会导致其营养的大大流失。因此，烹调山药的时间不要过长。

2 山药能调节血糖，薏米富含硒元素，能修复胰岛细胞并保护其免受损害，维持胰岛素的正常分泌，山药和薏米一起煮粥，适合肾病伴有糖尿病的患者食用。

3 山药能健脾胃、补肾气，红枣可补血，一起食用可辅治脾胃虚弱、肾气亏损等症状。

· 专家连线 ·

切山药手痒怎么办

山药黏液中含有容易引起皮肤过敏的酶，切山药时可以戴手套。发生过敏手痒后，可用细盐搓洗接触山药的手几分钟，然后用清水洗净。

养肾这样吃

山药乌鸡锅

材料 乌鸡1只，山药200克，枸杞子5克。

调料 盐3克，葱段、姜片各适量。

做法

1. 山药去皮洗净，切片；乌鸡宰杀去内脏洗净，焯烫后捞出，冲洗干净；枸杞子泡洗干净。

2. 煲锅内加适量清水煮沸，放入乌鸡、姜片、葱段，大火煮沸后改小火煲约1小时，加山药片煮20分钟，加枸杞子续煲10分钟，加盐调味即可。

功效 乌鸡富含蛋白质、B族维生素和多种微量元素，有补肝肾、益气血、退虚热的良好功效，山药则可以增强人体免疫力，两者搭配能增强肾功能、延缓衰老。

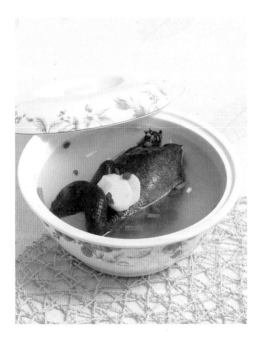

葡萄汁浸山药

材料 葡萄、山药各100克。

调料 蜂蜜、白糖各适量，盐少许。

做法

1. 葡萄洗净，控水；山药去皮，洗净，切块。

2. 取葡萄放入料理机打成汁；蒸锅加水烧开，放入山药（最好用锡纸盖好），中火蒸10分钟后凉凉。

3. 将凉凉的山药倒入装有葡萄汁的碗里，加白糖、蜂蜜、盐调匀，放入冰箱保鲜室里冷藏1小时即可。

功效 葡萄和山药搭配可起到补血气、暖肾固肾、健脾的良好作用。

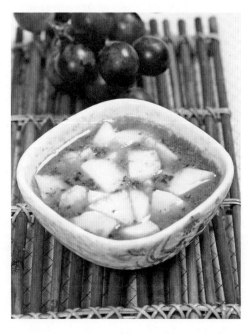

推荐用量 每日 100 克

南瓜

提高肾功能

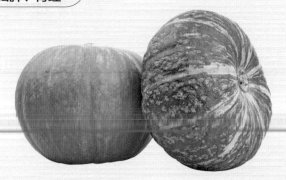

主要营养素 每100克含量	胡萝卜素	脂肪	维生素 A	钾
	890 毫克	0.1 毫克	148 微克	145 毫克

养肾功效

在《本草纲目》中，李时珍将南瓜与灵芝放在一起，说它有补中、益心气、益肺气、益精气的作用，凡久病体弱、脾胃虚弱、食少腹胀、水肿尿少者可用。南瓜含锌丰富，对少年发育迟缓、成年性欲减退有调理作用。

南瓜中含有钾、水和少量钠盐，能增强分泌能力，对加速溶解肾结石和膀胱结石有良好作用。

人群食用须知

高血压、糖尿病、肥胖、泌尿结石患者适合食用。老年人经常食用南瓜，对防止便秘有很好的疗效。

患有脚气、黄疸病的患者慎食南瓜。

这样吃才健康

1 由于南瓜皮富含胡萝卜素和多种维生素，因此，南瓜去皮不要太厚，只需把较硬的表皮削去即可。

2 南瓜一次食用不要太多，否则容易引起皮肤发黄。

3 南瓜与粳米一起煮粥食用。对老人及儿童脾气虚弱、营养不良有很好的调理效果。

4 将干南瓜片 25 克放入大杯中，冲入适量温水，盖上杯盖闷 15～20 分钟。代茶饮，可健脾止渴、降血糖。

5 南瓜能健胃消食；山药含有的大量黏液蛋白能预防动脉粥样硬化，增强人体免疫功能，延缓细胞衰老。南瓜和山药一起食用，可健胃消食、护心脑。

养肾这样吃

清炖南瓜牛肉

材料 牛腩150克，南瓜350克。

调料 葱段、姜片各5克，盐3克，葱花适量。

做法

1. 将牛腩切成2厘米见方的块，焯烫，洗净；南瓜去皮，去瓤，切成3厘米见方的块。

2. 将牛腩放入锅中，加姜片、葱段和清水煮至八成熟时，将南瓜块放入，煮至牛腩熟烂后加盐调味，撒上葱花即可。

功效 此菜品对腰膝酸软、肾气不足的患者有很好的调养效果。

南瓜薏米饭

材料 薏米50克，南瓜200克，大米100克。

做法

1. 南瓜洗净，去皮、瓤，切成丁。

2. 薏米洗净，拣去杂质，浸泡3小时；大米洗净，浸泡30分钟。

3. 将大米、薏米、南瓜粒和适量清水放入电饭锅中，按下"煮饭"键，至电饭锅提示米饭蒸好即可。

功效 薏米和大米可为人体提供丰富的碳水化合物；薏米能利肾水、消浮肿、美白肌肤；南瓜则能促进排毒，还能辅助降糖。

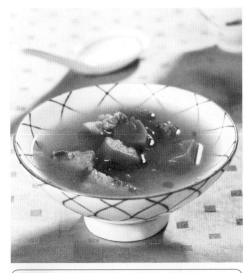

烹调小妙招 牛肉汤煮沸后会有一层浮沫，可不时撇去浮沫，保持汤底清澈无异味。

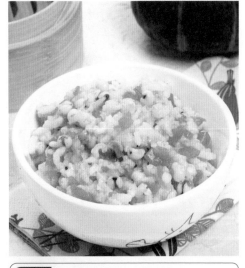

烹调小妙招 如果嫌南瓜切丁太麻烦，也可以直接切南瓜块入锅，米饭蒸好后，用饭勺拌匀即可。

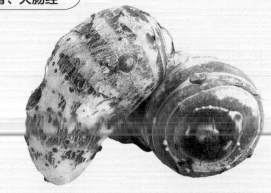

性味归经
性温，味甘辛；
归胃、大肠经

推荐用量 每日 50~100 克

芋头

补气益肾

主要营养素 每100克含量	维生素 B$_1$	维生素 B$_2$	锌	钾
	0.06 毫克	0.05 毫克	0.49 毫克	378 毫克

养肾功效

芋头富含胡萝卜素、B 族维生素、维生素 C、磷、钾、锌、铁、烟酸、皂苷等多种对身体有益的成分，具有益胃宽肠、消肿止痛、补中益肾、化痰通便、添精益髓等功效，对慢性肾小球肾炎等症有一定疗效。

人群食用须知

一般人均可食用，身体虚弱者尤其适合吃芋头。

过敏性体质者，小儿食滞、胃纳欠佳者以及糖尿病患者应少食。

这样吃才健康

1 芋头不可过多食用，否则易滞气。

2 芋头在食用时一定要烹熟后再吃，因为如果烹饪不熟，其中的黏液会刺激咽喉，导致咽喉不适。

3 芋头可以补中益气，增强人体免疫能力，而鸡肉有滋阴润燥的效果。两者一起食用，可补虚强肾。

4 五花肉补肾养血、滋阴润燥，与芋头一起炖食，可滋阴补肾、开胃生津。

· 专家连线 ·

芋头糯米一起煮粥，可补益肝肾

取芋头、糯米各 50 克，白糖适量。芋头削皮、洗净、切小块，糯米淘净，同煮粥，待熟后，加白糖调味服食，每日 1 次，经常服食可补脾胃、益肝肾。

芋头椰汁西米露

材料 芋头 250 克，西米 50 克，椰汁 300 毫升。

调料 白砂糖适量。

做法

1. 芋头去皮、洗净，切适当的小块；西米淘净。

2. 锅内加水置火上，烧开，放入芋头块小火熬煮 15 分钟。

3. 捞出芋头块，凉凉；将西米放入煮过芋头的锅中，小火熬煮，至半透明时关火，焖至全透明，捞出沥干，冷水冲凉。

4. 另取锅加水烧开，加适量白砂糖，然后加入做好的芋头、西米和椰汁，煮开即可。

功效 椰汁能清凉消暑、生津止渴、利尿止泻，芋头能开胃生津、补气益肾，这道饮品夏季食用可消暑去火。

芋头香粥

材料 大米 50 克，芋头、猪瘦肉各 100 克。

调料 葱末、料酒、盐、香油、白胡椒粉各适量。

做法

1. 芋头去皮、洗净、焯水，捞出切块；猪瘦肉洗净，切小丁；大米淘洗干净，放入沸水中煮成稀粥。

2. 锅置火上，倒入香油烧热，下入猪瘦肉丁，烹入料酒炒熟。

3. 将猪瘦肉丁放入粥锅中，加入芋头块熬煮，待米粥黏稠，调入盐，撒上葱末、白胡椒粉即可。

功效 芋头含有丰富的膳食纤维，能促进胃肠道蠕动，防止便秘；猪瘦肉富含蛋白质、脂肪、钙、铁等营养物质，能滋阴润燥、补血，两者搭配煮粥，能润肠通便、补肾益血。

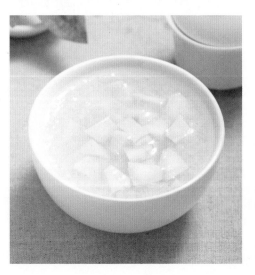

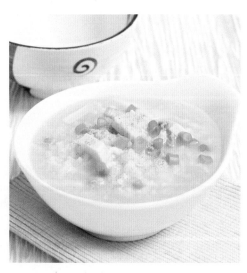

性味归经
性平，味甘；
归肝、胃经

推荐用量 每日50克（鲜香菇）

香菇

保证肾脏正常代谢

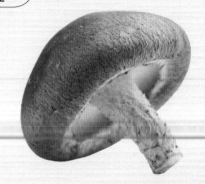

主要营养素 每100克含量	碳水化合物	维生素 B$_2$	锌	硒
	5.2 克	0.08 毫克	0.66 毫克	2.58 微克

养肾功效

中医认为，香菇有滋阴补肾、健脾益胃、益气养血等多方面功效，能保证肾脏正常的新陈代谢功能，减少肾脏内多余水分的积存，降低肾脏负荷。

人群食用须知

贫血、抵抗力低下、高血压、糖尿病等患者应适当多食。

皮肤瘙痒者、痛风患者不要吃香菇。

这样吃才健康

1 香菇所含的多种维生素属于水溶性物质，长时间浸泡和烹煮会导致营养的流失，因此烹饪时要注意把握时长。

2 鸡腿有良好的滋补功效，与香菇炖食，热量低，还能有效地补充优质蛋白质，对由于气血阴精不足所致疲劳乏力、腰膝酸软、失眠等症有很好的辅助治疗效果。

3 黑豆能补血明目、补虚乌发，与香菇一起食用，可滋肝益肾、补血明目。

── 专家连线 ──

干香菇用热水泡更鲜美

使用干香菇烹调前，最好先用约80℃的热水将干香菇适度泡发，才能将其中所含的核糖核酸催化而释出鲜味物质，但不可浸泡过久，以免香菇的鲜味物质流失。

养肾这样吃

香菇木耳汤

材料 鲜香菇80克，水发木耳50克，胡萝卜40克。

调料 鸡汤、酱油各适量，盐、姜粉各2克。

做法

1. 将香菇洗净，去蒂，切成片；木耳泡发，洗净，撕成小朵；胡萝卜洗净，切片。

2. 锅置火上，将鸡汤倒入锅中煮沸，加入香菇、木耳、胡萝卜煮开，3分钟后放入酱油、盐、姜粉调味即可。

功效 木耳有益肾、防治肾结石的功能，搭配香菇一同食用，可起到事半功倍的效果。

香菇西蓝花

材料 鲜香菇、西蓝花各150克。

调料 葱花、盐各适量。

做法

1. 鲜香菇去蒂，洗净，入沸水中焯透，捞出，凉凉，切片；西蓝花洗干净，掰成小朵，入沸水中焯1分钟，捞出。

2. 炒锅置火上，倒入适量植物油，待油温烧至七成热，放葱花炒出香味，放入香菇片和西蓝花翻炒均匀，用盐调味即可。

功效 香菇能保证肾脏的正常新陈代谢；西蓝花含有特殊的芥子油及靛基质等物质，有预防动脉硬化的作用，所含的吲哚能减少肾脏负担，而且其膳食纤维的含量也很丰富，可以降低胆固醇。

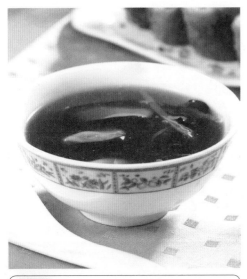

烹调小妙招 香菇不容易入味，汤中放入酱油可以给香菇提味。

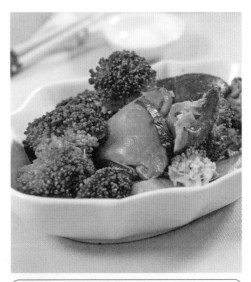

烹调小妙招 泡发香菇的水不要倒掉，水中已溶解很多营养物质。

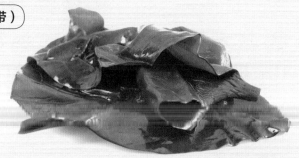

性味归经

性寒，味咸；
归肝、胃、肾经

推荐用量 **每日 60~80 克（鲜海带）**

海带

防寒壮阳益肾

主要营养素 每 100 克含量	胡萝卜素	钙	钾	锌
	240 微克	348 毫克	761 毫克	0.16 毫克

养肾功效

《食物本草》中说海带"主女人赤白带下，男子精泄梦遗。"海带含有甘露醇、胡萝卜素、钙、铁、碘等，可辅助治疗肾功能衰竭、老年性水肿等，而且对动脉硬化、高血压等疾病有一定食疗作用。

人群食用须知

适合甲状腺机能低下、肥胖、水肿、脚气等疾病患者经常食用。

患有甲亢的患者不要吃海带，因海带中碘的含量较丰富，会加重病情。

这样吃才健康

1 干海带上的白霜不是霉菌，而是营养物质甘露醇，甘露醇能溶于水，所以海带不要在水中浸泡时间过长。

2 银耳有滋阴清热、润肺止咳、补肾强心的作用，和海带一起食用，能起到润肺疏肝、健脾补肾的良好效果。

3 海带和绿豆都有降压、调脂的作用，两者一起食用，对心脑血管病有益。

- 专家连线 -

孕妇和乳母每日海带摄入量不能过多

海带中的碘可随血液循环进入胎儿或婴儿体内，引起甲状腺功能障碍。因此孕妇和乳母每日海带摄入量不能过多。

养肾这样吃

肉末烧海带

材料 水发海带 150 克，猪里脊肉 50 克。

调料 葱花、盐、酱油各适量。

做法

1. 水发海带洗净，切丝；猪里脊肉洗净，切成肉末。

2. 炒锅置火上，倒入适量植物油，待油温烧至七成热，放入葱花炒香，加肉末炒熟。

3. 倒入海带丝翻炒均匀，加酱油和适量清水烧至海带软烂，用盐调味即可。

功效 此菜谱对预防肾病患者出现贫血、高血压等症状有较好的功效。

海带排骨汤

材料 猪排骨 200 克，水发海带 100 克。

调料 葱段、姜片、盐、料酒、香油各适量。

做法

1. 海带洗净，蒸约半小时，取出，切成长方块；排骨洗净，横剁成段，焯水后捞出，用温水泡净。

2. 在锅内加入适量清水，放入排骨、葱段、姜片、料酒，用大火烧沸，撇去浮沫，然后转用中火焖烧约 40 分钟，倒入海带块，再用大火烧沸 10 分钟，加盐调味，淋入香油即可。

功效 海带搭配猪排骨食用，能够养护肝肾、预防贫血、滋润头发、美容养颜。

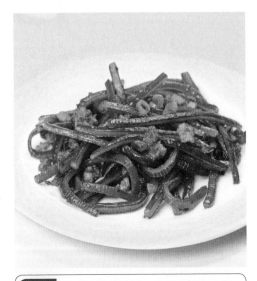

烹调小妙招 海带不容易入味，可以先用盐水煮一下再和肉末一起烧。

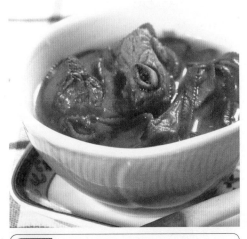

烹调小妙招 排骨焯水后，最好不要用凉水冲去血沫，否则肉质突然遇凉容易紧缩，不易煮烂。

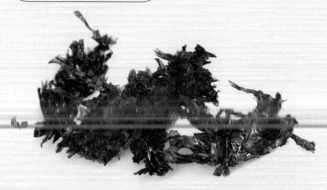

性味归经

性凉，味甘、咸；
归肺、胃、肝、肾经

推荐用量 每日 15 克

紫菜

补肾养心

主要营养素 每100克含量	蛋白质	胡萝卜素	钙	锌
	26.7克	1370微克	264毫克	2.47毫克

养肾功效

中医认为，紫菜能起化痰软坚、清热利尿、补肾养心的作用，对肾虚引起的水肿有很好的辅助治疗效果。

人群食用须知

适合慢性支气管炎患者、地方性甲状腺肿大、水肿、脚气的患者食用。

胃肠消化功能不好的人应少食紫菜；腹痛、大便溏泻者不要食用紫菜。

这样吃才健康

1 紫菜在烹调前，最好用清水泡发，并换一两次水，这样可以减少紫菜表面其他附着的物质，避免给人体健康带来不利影响。

2 白萝卜有化痰止咳、顺气消食的效果，紫菜能清热化痰，两者一起食用，可以清肺热，并能辅助治疗咳嗽。

3 黄瓜可清热利水、解毒，配以补肾养心的紫菜，可清热解暑、养肾养心。

专家连线

紫菜中的天然利尿剂——甘露醇

紫菜中含有的甘露醇是一种天然的利尿剂，所以紫菜可以作为调理水肿的辅助食物。

肉末紫菜粥

材料 大米50克，猪肉末25克，紫菜5克。

调料 盐2克。

做法

1. 大米淘洗干净，用水浸泡30分钟；紫菜洗净，撕开。

2. 锅置火上，倒入适量清水烧开，放入大米大火煮沸，再转用小火熬煮15分钟，放入猪肉末，煮至粥将成时，加入紫菜、盐，略煮片刻即可。

功效 猪肉富含蛋白质、脂肪、铁等，有滋阴润燥、补血养肾的效果，和紫菜一起搭配煮粥食用，可以补充热量、促进身体发育。

紫菜包饭

材料 熟米饭100克，干紫菜30克，黄瓜条、胡萝卜条各50克，鸡蛋1个（约60克），熟白芝麻少许。

调料 盐、香油各适量。

做法

1. 熟米饭中加盐、熟白芝麻和香油搅拌均匀；鸡蛋磕入碗内打散，加盐拌匀。

2. 炒锅置火上，倒油，待油温烧至五成热，淋入蛋液煎成蛋皮，盛出，切长条。

3. 取一张紫菜铺好，放上米饭，用手弄散，放上蛋皮条、黄瓜条、胡萝卜条一同卷紧成条形，用刀将紫菜包饭切成1.5厘米厚的段即可。

功效 此款紫菜饭含有丰富的维生素和微量元素，经常食用对肾小球肾炎的患者有一定缓解作用。

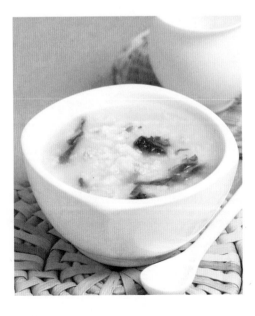

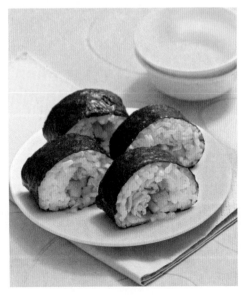

性味归经
**性温，味甘酸；
归脾、胃、肝经**

推荐用量 每日 50~150 克

荔枝
养血益肾

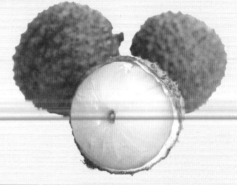

主要营养素	碳水化合物	维生素 C	钾	锌
每 100 克含量	16.6 克	41 毫克	151 毫克	0.17 毫克

养肾功效

中医认为，荔枝有益心益肾、养血安神、理气止痛、止泻散结等功效，适用于肾亏梦遗、脾虚泄泻等症。

现代医学发现，荔枝可改善人体性功能，对遗精、阳痿、早泄、阴冷以及肾阳虚而致的腰膝酸痛、失眠健忘等，有很好的辅助治疗效果。

人群食用须知

尤其适合老人、体质虚弱者、病后调养者食用。

荔枝多食容易生内热，因阴虚所致的咽喉干疼、牙龈肿痛、鼻出血等患者应减少食用。糖尿病患者慎食。

这样吃才健康

1 在吃荔枝前后适当喝点淡盐水、凉茶或绿豆汤，或将荔枝去皮后在淡盐水中浸泡几分钟，放入冰柜里冷藏片刻后再食用，可以防止虚火上炎，还能起到醒脾消滞的功效。

2 荔枝富含维生素，可促进毛细血管的微循环，红枣可养血补血、补脾养肾。两者同食，可起到更好的补血养颜以及益脾肾功效。

3 西瓜有清热利水的作用，和荔枝搭配打成果汁，可降低荔枝的燥热，且口味更佳。

4 荔枝性温热，有温脾固肾的功效；薄荷可清热去火。两者一起泡茶饮用，可消暑热。

养肾这样吃

山楂荔枝桂圆汤

材料 山楂肉、荔枝肉各50克,桂圆肉20克,枸杞子5克。

调料 红糖适量。

做法

1. 山楂肉、荔枝肉洗净;桂圆肉浸泡后洗净;枸杞子稍泡洗净,捞出沥水。

2. 锅置火上,倒入适量清水,放入山楂肉、荔枝肉、桂圆肉,大火煮沸后改小火煮约20分钟。

3. 加入枸杞子继续煮约5分钟,出锅前加入红糖调味即可。

功效 此汤有增进食欲、补脾益肝、养肾补血、补脑健身的功效。

荔枝红豆粥

材料 红豆60克,荔枝50克,大米40克。

调料 白糖5克。

做法

1. 红豆洗净,用水浸泡4小时;大米淘洗干净,用水浸泡30分钟;荔枝去皮,去核。

2. 锅置火上,倒入适量清水煮沸,放入红豆,用大火煮沸后改用小火熬煮30分钟,加入大米煮至粥软烂,再加入荔枝略煮,放入白糖调味即可。

功效 此粥中,红豆可健脾补肾、和气补血、清热解毒,荔枝除了能改善人体免疫功能,还能促进微血管血液循环。

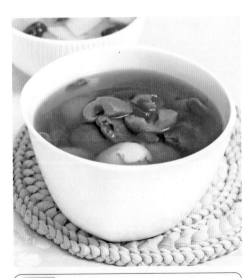

烹调小妙招 桂圆果皮上有许多灰尘、细菌,剥皮时会使灰尘、细菌沾在果肉上,因此进食前需在流动水下彻底清洗。

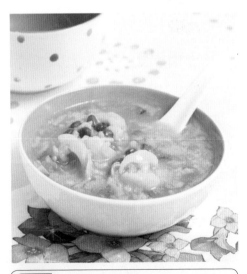

烹调小妙招 煮粥时,水最好一次加够,不要中途加水,否则会影响粥的口感和黏稠度。

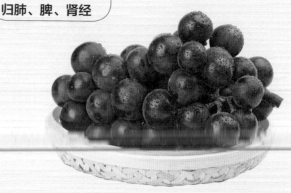

性味归经

性平，味甘酸；
归肺、脾、肾经

推荐用量 每日 50～150 克

葡萄

调养肝肾

主要营养素 每100克含量	碳水化合物	铁	锌	钾
	10.3 克	0.4 毫克	0.18 毫克	104 毫克

养肾功效

葡萄作为温补阳气的食品，可强身益气、生津补血、通利小便，对于肝肾虚弱、腰背酸痛、气短乏力有很好的调养功效。

人群食用须知

儿童、妇女以及体弱的人可适量多食，是很好的滋补品。

葡萄含糖量较高，糖尿病患者慎食。

这样吃才健康

1 葡萄皮是葡萄大部分营养的聚集部，有极高的抗氧化活性，能降血脂、抗癌、抗辐射、预防心血管疾病，所以，吃葡萄时最好要带皮吃。

2 吃葡萄后要过一段时间再喝水，马上喝水容易导致腹泻。

3 葡萄中富含叶酸，与富铁的糯米一起食用，可维持红细胞正常活动，促进肌肤血色复原，对贫血或易疲劳者来说，是很好的补品。

专家连线

葡萄打果汁可以不去子

葡萄子中含有丰富的抗氧化成分，对抗皮肤衰老有很好的效果，但是直接食用并不能被人体吸收，因此在用葡萄打果汁时，可以整粒葡萄放入果汁机中打制，这样葡萄子也会被打碎，就可以一起喝下，营养更好。

养肾这样吃

葡萄柠檬汁

材料 葡萄250克，柠檬60克。

调料 蜂蜜适量。

做法

1. 葡萄洗净，切成两半后去子；柠檬去皮、子，切块。

2. 将上述食材倒入全自动豆浆机中，倒入适量凉白开，按下"果蔬汁"键，搅打均匀，倒入杯中，加入蜂蜜搅匀即可。

功效 此款饮品有补肾强身、活血益心的作用，还能有效抗氧化、美白肌肤、延缓衰老。

木瓜葡萄汤

材料 葡萄200克，木瓜150克。

调料 冰糖适量。

做法

1. 将木瓜用适量清水润透并洗净，切成薄片；葡萄去皮后洗净；冰糖研碎成屑。

2. 锅置火上，加入适量清水，将木瓜、葡萄放入锅内，用大火烧沸，再用小火煮25分钟后，加入冰糖搅匀即可。

功效 木瓜搭配葡萄可以起到舒筋活络、祛风止痛、滋补肾阳的效果，适合风湿疼痛的患者食用。

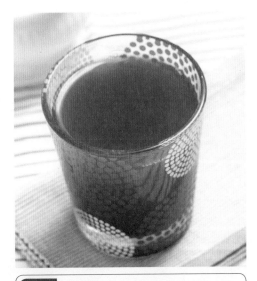

 烹调小妙招 洗葡萄时，可在水中放些淀粉，然后轻揉葡萄，这样会洗得很干净，而且其表面也不易变色。

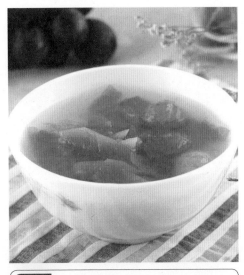

烹调小妙招 可先把果粒摘下来，用清水浸泡5分钟，再逐个清洗，这样才能将葡萄表面的农药残留物和脏东西洗净。

性味归经
**性温，味甘；
归脾、胃、肾经**

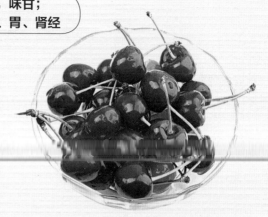

推荐用量 **每日 50 克**

樱桃
辅助肾脏排毒

主要营养素 每 100 克含量	胡萝卜素	维生素 C	锌	钾
	210 微克	10 毫克	0.23 毫克	232 毫克

养肾功效

中医认为，樱桃有益脾养胃、滋养肝肾、涩精止泻等功效，对脾胃虚弱、肝肾不足、腰膝痠软、遗精等症有很好的辅助疗效。

人群食用须知

爱美的人可以适当多食，有祛斑抗皱、美容养颜的功效。

有溃疡症状和上火的人应慎食；糖尿病患者可少量食用。

这样吃才健康

1 食用樱桃时要洗干净，但不要在水里泡太久，否则容易造成营养流失。

2 樱桃与香菇一起食用，可以起到补中益气、防癌抗癌、降压降脂的功效，非常适用于高脂血症合并高血压、糖尿病的患者食用。

3 牛奶中含钙、锌，和樱桃一起食用，可强肾健体，提高精子质量。

4 樱桃含铁量高，有促进血红蛋白再生的作用；与哈密瓜一起打汁饮用，可防治缺铁性贫血。

· 专家连线 ·

喝樱桃酒，可强健筋骨

取樱桃 250 克，白酒 1000 毫升，用白酒浸泡樱桃。适合肝肾虚弱、筋骨不健、腰膝酸软者饮用。

养肾这样吃

西米樱桃粥

材料 西米 50 克，樱桃 150 克。

调料 白砂糖、糖桂花各 10 克。

做法

1. 鲜樱桃洗净、去核，用白砂糖腌一会儿；西米淘净，浸泡 2 小时，捞起沥干。

2. 锅中加适量水和西米，用大火煮沸，再用小火煮，至西米浮起呈稀粥状后，加入白砂糖、糖桂花搅拌均匀。

3. 加樱桃烧开，待樱桃浮在西米粥的面上，即可关火。

功效 此款粥有调理肾脏和脾脏、祛痰排毒的功效。

蜜枣樱桃蒸山药

材料 山药 100 克，蜜枣 100 克，樱桃 10 粒。

调料 白糖、水淀粉各适量。

做法

1. 山药洗净煮熟，凉后剥去皮，切片；蜜枣用热水洗净，切成两半，去核；樱桃去核备用。

2. 在碗内抹上植物油，放上樱桃、蜜枣、山药，撒入白糖，上锅蒸熟，取出碗，扣入盘内。

3. 锅置火上，加入适量清水，加白糖烧至化开，淋入水淀粉勾稀芡，倒入盘内即可。

功效 此款搭配有美容养颜、防止便秘、补肾补血的良好效果，适合女性朋友经常食用。

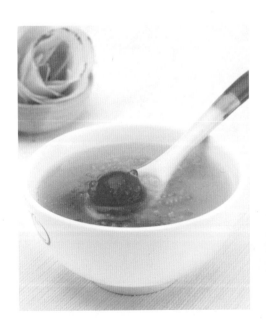

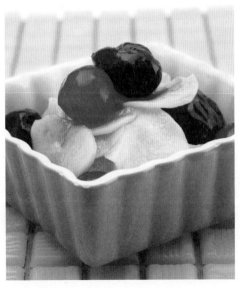

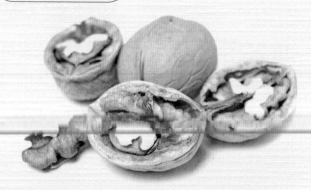

性味归经
性温，味甘；
归肺、大肠、肾经

推荐用量 每日 20~30 克

核桃
提高肾功能

主要营养素 每100克含量	蛋白质	维生素 E	锌	磷
	14.9 克	43.21 毫克	0.23 毫克	294 毫克

养肾功效

中医认为，核桃有温肺定喘、补肾填精的功效，对腰痛脚弱、阳痿遗精、小便频数等症有疗效。现代医学发现，核桃富含 α - 亚麻酸及不饱和脂肪酸，对脑部、肾功能和皮肤十分有益，能抗疲劳，提高免疫力，提高肾脏机能，还能改善泌尿系统的不适症状。

人群食用须知

适合失眠、熬夜用脑过度的人，儿童以及有血管疾病的患者食用。

咯血，痰多咳嗽及大便溏泻者少食。

这样吃才健康

1 核桃仁食用时，不要将包裹的褐色外皮去掉，因为皮中含有维生素 B₁、烟酸、亚麻酸等，对人体有很好的补益效用。

2 山楂有消食化积、活血化瘀、扩张血管、强心的作用，核桃仁能补肾养血、润肠化滞，两者一起食用，可起到消食补肾、润肠燥的功效。

3 核桃仁与韭菜一起食用，可补肾壮阳，适用于肾阳亏虚、腰膝冷痛、阳痿等症状。

┌─ 专家连线 ─

核桃的多种健康吃法

核桃可直接生吃，有的人不喜欢核桃的生涩味，可以将核桃仁碾碎加到粥里或豆浆里，这也是摄取核桃营养的好方法。

养肾这样吃

核桃仁炒韭菜

材料 韭菜 250 克,核桃仁 60 克。

调料 香油、盐各适量。

做法

1. 韭菜洗净,切成 3 厘米长的段备用。
2. 核桃冲洗干净,沥干。
3. 锅内倒入香油,烧至六成热,放入核桃仁炒至色黄,再下入韭菜一起翻炒,加盐炒匀即可。

功效 核桃仁能延缓脑神经衰老,是益智、强身、健脑的佳品;韭菜有固涩、补肾、助阳、固精等多种功效。韭菜和核桃仁均有补阳益肾的功效,两者搭配,能起到更好的补肾效果。

枸杞核桃米糊

材料 大米 30 克,黄豆 30 克,桃核仁 25 克,枸杞子 10 克。

调料 冰糖 15 克。

做法

1. 大米淘洗干净,用清水浸泡半小时;黄豆洗净,浸泡 8 ~ 12 小时;枸杞子洗净,泡软。
2. 将所有食材倒入全自动豆浆机中,加适量水,按下"五谷"键,煮至豆浆机提示米糊做好,加入冰糖搅拌至化开即可。

功效 核桃仁能延缓衰老、益智补脑,枸杞子有改善血液循环、增强体力、补血养心的功效,两者搭配,除了能提高肾功能外,对预防泌尿系统不适也有一定效果。

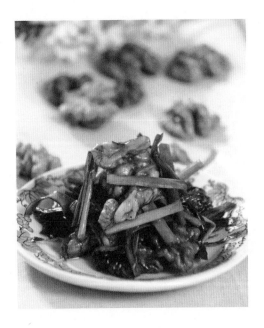

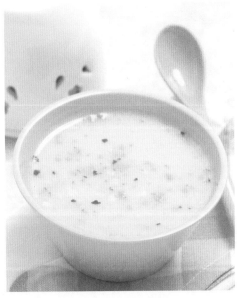

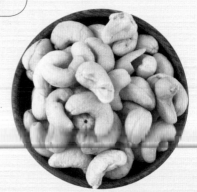

推荐用量 **每日 10~15 粒**

腰果

补肾，增强性欲

主要营养素 每100克含量	蛋白质	维生素 B₁	铁	硒
	17.3 克	0.27 毫克	4.8 毫克	34 微克

养肾功效

腰果亦称肾果，有补肾强身、补脑除烦的作用，经常适量食用能够强身健体、提高免疫力、增加体重、增强性欲。

人群食用须知

非常适合心脑血管病患者、癌症患者以及容易疲倦的人食用。

肥胖者以及胆囊功能不好者慎食。

这样吃才健康

1 腰果油脂丰富，但热量高，不可多食，否则易导致身体发胖。

2 腰果中的不饱和脂肪能提高机体高密度脂蛋白的水平，降低低密度脂蛋白水平，而鸡肉是低脂、高蛋白的肉食，二者同食，可使营养更加全面均衡。

3 对于不少素食者来说，腰果也是很好的煲汤材料，像花生、板栗般常用。如蔬菜腰果汤、南瓜腰果浓汤、莲薏腰果羹、天麻腰果金菇汤等。

• 专家连线 •

过敏体质慎食腰果

腰果虽然很好吃，但是腰果含有多种过敏原，因此对于过敏体质的人来说，吃了可能会引起过敏反应。

养肾这样吃

腰果鸡丁

材料 腰果10粒（约10克），鸡胸肉100克。

调料 葱花、姜末、料酒、酱油、淀粉、盐各适量。

做法

1. 腰果挑去杂质，洗净；鸡胸肉洗净，切丁，加淀粉和料酒抓匀，腌渍15分钟。

2. 炒锅置火上，倒入植物油，待油烧至五成热，放入腰果炒熟，盛出。

3. 原锅留底油烧至七成热，加葱花和姜末炒香，倒入鸡肉丁翻炒熟，然后淋入适量酱油，放入炒熟的腰果翻炒均匀，用盐调味即可。

功效 腰果除补肾以外，还可润肠通便、润肤美容、延缓衰老，而鸡肉富含蛋白质和不饱和脂肪酸，两者搭配非常适合肾虚的老年人和心脑血管病患者适量食用。

香果马芬

材料 香蕉2根，鸡蛋2个，牛奶80毫升，腰果30克。

调料 水淀粉、白糖各适量。

做法

1. 香蕉去皮，果肉用勺子压成泥；腰果一半压碎，一半洗净，备用；鸡蛋打成蛋液。

2. 鸡蛋液按顺序加白糖、50克植物油、牛奶以及香蕉泥和腰果碎，混合均匀。

3. 淋上水淀粉搅拌均匀，装入纸杯，再放几粒整粒的腰果。

4. 提前将烤箱预热到170℃，然后将纸杯放入烤箱中烤25分钟即可。

功效 香蕉富含钾元素，能够促进体内钠的排出；鸡蛋中富含蛋白质、钙、铁、维生素等，能提高机体免疫功能。腰果有补肾强身、补脑益智的功效。

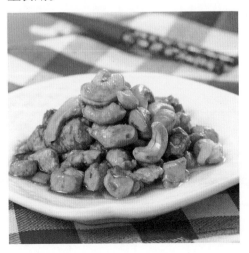
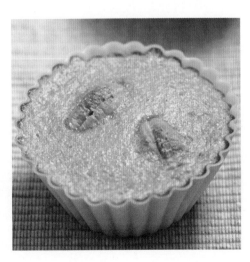

性温，味甘；
归脾、胃、肾经

推荐用量 每日 50～200 克

板栗

治肾虚，通肾气

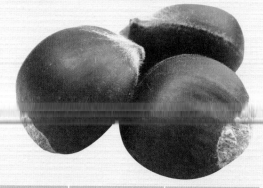

主要营养素 每 100 克含量	蛋白质	胡萝卜素	锌	钾
	4.2 克	190 微克	0.57 毫克	442 毫克

养肾功效

《本草纲目》中指出："栗治肾虚，腰腿无力，能通肾益气，厚肠胃也。"而唐代的孙思邈也曾说："栗，肾之果也，肾病宜食之"。板栗能补脾健胃、补肾强筋、活血止血，对肾虚有良好疗效。

板栗中含有丰富的不饱和脂肪酸和维生素等，能防治高血压动脉硬化等疾病，还有抗衰老的作用。

人群食用须知

适合老年肾虚者、小便频多者经常适量食用。

消化不良、便秘的人不可多食，糖尿病患者慎食。

这样吃才健康

1 食用板栗最好在两餐之间，或放入饭菜中食用，不要饭后大量吃。因为板栗含淀粉较多，饭后进食容易导致摄入过多的热量，增加肥胖的机会。

2 大米与板栗一起制成板栗粥食用，既能健运脾胃、增进食欲，又能起到补肾强筋骨的作用，非常适合腰膝酸软无力的老年人食用。

3 薏米和板栗均含有较多碳水化合物及多种维生素和人体必需的氨基酸，两者一起食用，能补益脾胃、利湿止泻。

专家连线

板栗可辅治多种肾虚症状

板栗尤其适用于肾虚患者，对于腰膝酸软、食欲缺乏、小便频多、慢性腹泻等症状都有良好的调理效果。

养肾这样吃

板栗焖仔鸡

材料 仔鸡1只（约400克），板栗100克。

调料 葱花、姜片、花椒粉、酱油、料酒、白糖、盐各适量。

做法

1. 仔鸡洗净去杂、斩块，氽透后捞出；板栗洗净、煮熟、取肉。

2. 炒锅内倒入植物油，烧至七成热，加葱花、姜片和花椒粉炒香，倒入鸡块和板栗肉翻炒均匀，加酱油、料酒、白糖和适量清水大火煮沸，转小火焖至鸡块熟透，用盐调味即可。

功效 仔鸡肉有温中益气、补虚填精、健脾利胃、活血的功效，搭配板栗，能起到补血、健脾、益肾的效果。

红枣板栗羹

材料 板栗200克，鲜红枣40克。

调料 白砂糖、水淀粉、糖桂花各适量。

做法

1. 板栗剥掉壳和皮，上锅蒸酥透，放凉后，切成粒；红枣洗净，蒸酥、去核、去皮。

2. 锅洗净，加水，放入白砂糖、板栗粒、红枣，大火煮开。

3. 用小火略焖，加糖桂花，淋水淀粉勾薄芡，即可出锅。

功效 本品具有养胃健脾、补肾强筋、活血止血的功效，常食能起到很好的抗衰老的作用。

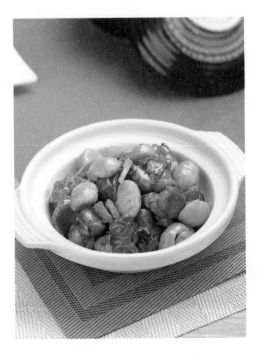

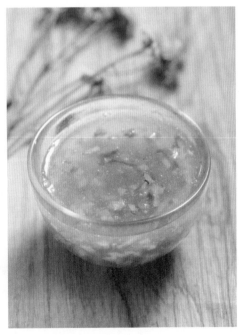

肉类、禽蛋类

性味归经

性平，味甘咸；
归脾、胃、肾经

推荐用量 每日 80~100 克

猪肉

益胃补肾

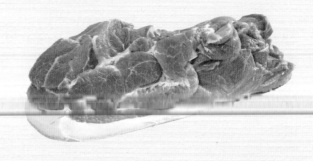

主要营养素 每 100 克含量	蛋白质	维生素 A	钙	锌
	20.3 克	44 微克	6 毫克	2.99 毫克

养肾功效

《随息居饮食谱》中指出，猪肉"补肾液，充胃汁，滋肝阴，润肌肤……"。由此可看出，猪肉有补肾益胃、滋阴润肤的效果。

人群食用须知

身体瘦弱、产后血虚、燥咳的患者适宜适当进食猪肉。

肥胖、血脂过高、冠心病等患者要慎食或选择不食，特别是肥肉。

这样吃才健康

1 黑豆可祛风除热、调中下气，与猪肉搭配煮汤，有补肾、利尿、健脾等作用。

2 选择炖猪肉，最好切大块，烹饪过程中，可适当延长猪肉的烹调时间，以减少脂肪的含量。

3 豌豆苗和猪肉一起食用，可以起到利尿消肿、止泻止痛、帮助胃肠消化等作用。

4 枸杞子与猪肉炖食可滋补肝肾、益精明目、安神，适合视力减退、神经衰弱等患者。

• 专家连线 •

长时间煮炖可减少胆固醇

猪肉经过长时间炖、煮后，许多胆固醇进入汤中，使肉中的量相应下降，炖煮后的肉尤其适合血脂高、血压高的人食用。

养肾这样吃

芦笋炒里脊肉

材料 猪里脊肉150克，芦笋3根，水发木耳50克。

调料 盐3克，水淀粉10克，蒜片5克，胡椒粉少许。

做法

1. 将水发木耳洗干净，捞起后沥干，切块；猪里脊肉切成细条状；芦笋洗净，切成约3厘米长的小段。
2. 将锅预热，加入植物油，先把蒜片爆香，再放入里脊肉、芦笋和木耳翻炒均匀，加入盐和胡椒粉调味，用水淀粉勾芡即可。

功效 此菜能起到补虚强肾、滋阴润燥的效果。

百合猪肉炖海参

材料 水发海参4条，猪瘦肉100克，鲜百合20克。

调料 姜片、料酒、盐、白糖各适量。

做法

1. 百合削去老根，撕去蔫黄的叶片，分瓣，洗净；猪瘦肉洗净，切块；海参收拾干净，切段。
2. 百合、猪肉块、海参、姜片、料酒一同放入炖盅内，加入适量清水，隔水炖1小时，加盐、白糖调味即可。

功效 海参是高蛋白、低胆固醇、低脂肪食物，还含有丰富的铁、锌、硒等元素；猪瘦肉可补肾益胃。此菜具有预防贫血、补肾壮阳、滋补强身的功效。

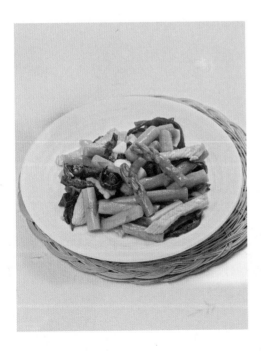

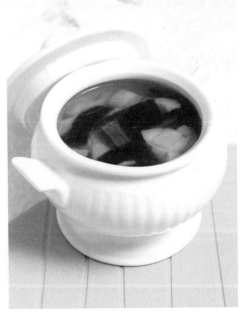

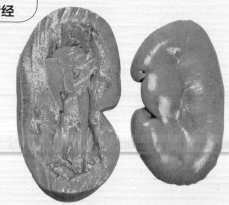

性味归经
性平，味咸；
归肝、肾经

推荐用量 每日 100~150 克

猪肾

补肾壮腰

主要营养素 每 100 克含量	蛋白质	维生素 B₂	硒	铁
	15.4 毫克	1.14 毫克	111.77 微克	6.1 毫克

养肾功效

　　《本草权度》中用猪肾来治疗肾虚腰痛，《经验方》中则有用猪肾治男子遗精盗汗的记载，《千金方》记载猪肾能治疗产后虚羸、喘乏、午寒乍热的蓐劳症。可以看出，猪肾除了有补肾的功效，对身体虚弱也有很好的疗养作用。

人群食用须知

　　适合肾虚、耳聋、耳鸣的老年人及遗精盗汗的男子、产后虚劳的女性适当进食。

　　猪肾中胆固醇含量较高，血脂及胆固醇偏高者慎食。

这样吃才健康

1 炒猪肾时，需用猛火来炒，这样炒出来的肉质脆嫩。但尽量不要选用煎炸方法来烹饪。

2 枸杞子和猪肾一起熬粥，能补肾填精，可调理肾精亏虚引起的失眠健忘、头晕耳鸣等。

3 木耳有益气润肺、养血美容的功效，搭配猪肾一起食用，对肾虚体弱有很好的食疗作用，而且还有美容养颜、抗衰老的功效。

- 专家连线 -

如何清除猪肾里面的异味？

　　猪肾里面的白色物体是最大的异味来源，烹饪前要将其彻底剔除干净，再切成腰片或者腰花，进行多次冲洗，也可在花椒水里浸泡 20 分钟左右，再冲洗，然后将水沥去，加适量盐让它完全吐出水，再加黄酒、生姜、淀粉腌制，这样能除去大部分的异味。

养肾这样吃

归参山药肾

材料 猪肾 400 克，山药、党参、当归各 10 克。

调料 酱油、醋、姜丝、蒜末、香油各适量。

做法

1. 猪肾切开，去臊腺，洗净；当归、党参、山药一同包入纱布中。
2. 锅中加水，放入猪肾和包好的纱布，开火，炖煮。
3. 酱油、醋、姜丝、蒜末，香油拌匀，盛入小盘中备用。
4. 炖至猪肾熟透后，捞出，冷却后切片，放入碗中。食用时加调料拌匀即可。

功效 此菜能够起到养血、补肾、益气、补虚的效果。身体虚弱、腰痛失眠的患者可以经常适量进食，有很好的作用。

猪肾陈皮馄饨

材料 面粉 150 克，猪肾 150 克，陈皮 10 克。

调料 花椒粉、酱油、盐、香菜碎各适量。

做法

1. 面粉用温水调好，揉成面团，然后做好馄饨皮；猪肾洗净；陈皮磨成粉。
2. 将猪肾切碎研烂，加入陈皮粉、花椒粉、酱油、盐，调成馅。
3. 包好馄饨，放入锅中煮熟，撒上香菜碎即可。

功效 陈皮具有温胃散寒、理气健脾的功效，适合消化不良、食欲不振等症状的人食用；搭配猪肾，对肾阳虚症状有很好的缓解作用。

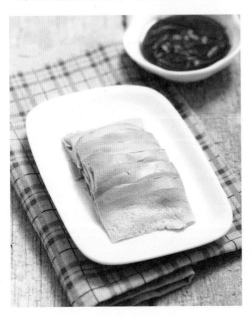

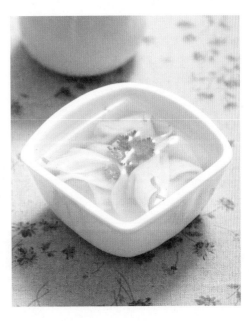

性味归经

性温，味甘；归脾、肾经

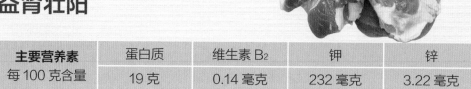

推荐用量 每日 80~100 克

羊肉

益肾壮阳

主要营养素 每100克含量	蛋白质	维生素 B₂	钾	锌
	19 克	0.14 毫克	232 毫克	3.22 毫克

养肾功效

《本草纲目》中记载羊肉能"暖中补虚、补中益气、开胃健身、益肾气……"，且羊肉性温，可促进血液循环、祛寒补暖、温补气血，还可起到益肾补形、开胃健力、通乳治带、助阳益精的效果。

人群食用须知

身体瘦弱、畏寒、脾胃虚寒、腰膝酸软、产后血虚者很适合进食羊肉。

出现牙痛、口舌生疮、咳吐黄痰等上火症状的人应慎食。

这样吃才健康

1 吃羊肉的同时，最好搭配吃些白菜、油菜、白萝卜等蔬菜类食物，有助于羊肉更好地发挥其补益的功效，而且还能消除羊肉的燥热之性。

2 羊肉有补气血、温肾阳的功效，生姜则可以止疼痛、祛风湿。两者同食，生姜可去除羊肉的腥膻味，还有助于羊肉温阳驱寒，非常适合冬季食用。

3 秋冬进补时可多吃羊肉。寒冬常吃羊肉可益气补虚，促进血液循环，增强御寒能力。

— 专家连线 —

羊肉能预防毒素对肾的危害

羊肉中的硒含量高，能预防毒素对肾的危害，还能提高肾小球滤过率，减轻炎症。

养肾这样吃

山药羊肉汤

材料 山药200克，羊肉150克。

调料 葱末、姜末、蒜末、盐、清汤各适量。

做法

1. 将山药洗净，去皮，切片；羊肉洗净，切块，用植物油煸炒至变色，捞出。

2. 锅置火上，倒植物油烧至八成热，放入葱末、姜末、蒜末爆出香味，放入山药翻炒，倒入适量清汤，加入羊肉块煮熟，出锅前加入盐调味即可。

功效 山药有补肾益精的功效，搭配羊肉，更能起到强身、补血、益肾的效果。

胡萝卜炖羊肉

材料 胡萝卜250克，瘦羊肉200克。

调料 葱花、酱油、盐各适量。

做法

1. 胡萝卜洗净，切块；瘦羊肉洗净，切块焯透。

2. 炒锅中倒入植物油烧至七成热，下葱花炒出香味，放入羊肉块翻炒片刻，加酱油翻炒均匀，加胡萝卜块和适量水炖熟，最后用盐调味即可。

功效 羊肉能补虚弱、益气血，长期食用可补中益气，搭配胡萝卜可滋补养肾，对改善妇女手脚冰冷特别有效。

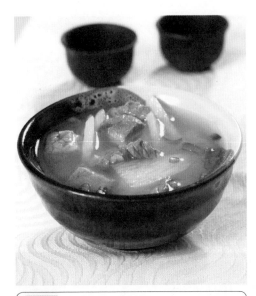

烹调小妙招 如果嫌羊肉味膻，可加一两块橘皮，膻味就会减轻。

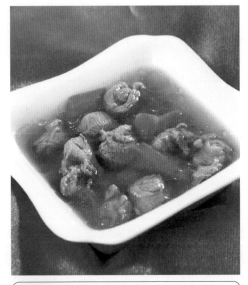

烹调小妙招 胡萝卜与羊肉一起炖，胡萝卜会吸收羊肉的膻味。

性味归经

**性平，味甘；
归肺、脾、肾经**

推荐用量 每日 150 克

乌鸡

益肾养阴

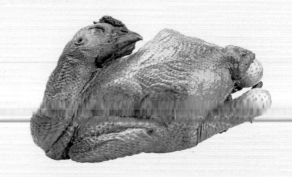

主要营养素 每 100 克含量	蛋白质	维生素 B$_2$	钾	锌
	22.3 克	0.20 毫克	323 毫克	1.6 毫克

养肾功效

《本草再新》中记载，乌鸡能起到"平肝祛风，除烦热，益肾养阴"的效果。

现代医学认为乌鸡有提高机体免疫力、利尿消肿、保肝固表的效果。

人群食用须知

适宜体虚血亏、肝肾不足、脾胃不健的人食用，效果很好。

有发热、咳嗽症状的感冒患者不要食用。

这样吃才健康

1 炖煮乌鸡时，最好不要用高压锅，使用砂锅小火慢炖最好，这样可使其所含的营养物质充分释放出来，有利于人体充分吸收和利用。

2 红枣与乌鸡一起炖食，有滋阴补肾、益气补血的功效，特别适合女性朋友经常食用，可以调理月经紊乱、美容养颜。

3 大米补中益气、和五脏、通血脉，与乌鸡一起煮粥食用，适合阴虚瘦弱的人食用。

• 专家连线 •

乌鸡和黄芪炖汤，补气养血效果佳

乌鸡肉 200 克，黄芪 20 克炖熟，食肉饮汤。可补中益肾，养血安神。

养肾这样吃

黑豆乌鸡汤

材料　乌鸡1只,黑豆150克,红枣10枚。

调料　盐、姜片各适量。

做法

1. 乌鸡去杂、洗净；黑豆用锅炒至裂开，洗净、晾干；红枣洗净。

2. 锅置火上，加清水，大火烧开，加入黑豆、乌鸡、红枣和姜片，煮沸后用中火煲1小时左右，至汤好，最后加入适量盐调味即可。

功效　黑豆能够滋肝补肾、活血补血；乌鸡可以补肝肾、养血。黑豆搭配乌鸡一起煲汤，能起到补血益肾、养心安神、乌发养颜的良好效果。可调理肾虚引起的须发早白、面色无华、神疲乏力。

板栗炖乌鸡

材料　净乌鸡500克，板栗100克。

调料　葱段、姜片、盐各适量，香油4克。

做法

1. 净乌鸡洗净，剁块，入沸水中焯烫，捞出；板栗洗净，去壳，取出板栗肉。

2. 砂锅内放入乌鸡块、板栗肉，加温水（以没过鸡块和板栗为宜）和葱段、姜片大火煮沸，转小火煮1小时，用盐和香油调味即可。

功效　板栗补肾强体，乌鸡滋阴养肾、补肺益气，是秋冬季节很好的滋补品。

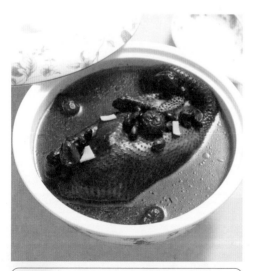

烹调小妙招　煮乌鸡汤时，不要煮太久，太久没有营养价值，一般开锅后小火煮40分钟就可以了。

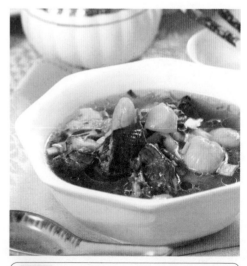

烹调小妙招　乌鸡事先焯一下去除血沫，可以让汤质更清澈。

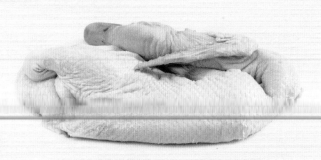

性味归经

性凉，味甘；
归脾、胃、肺、肾经

推荐用量 每日 150 克

鸭肉

补肾、利尿、生津

主要营养素 每100 克含量	蛋白质	脂肪	磷	锌
	15.5 克	19.7 克	122 毫克	1.33 毫克

养肾功效

《本草纲目》记载，鸭肉可"填骨髓、长肌肉、生津血、补五脏"，从中医的角度看，鸭肉有滋阴补肾、补虚生津、利尿消肿的作用。

人群食用须知

适宜阴虚引起的低热、体质虚弱、食欲不振、大便干燥之人食用，效果佳。

平日身体虚寒怕冷的人及患感冒的人少食。

这样吃才健康

1 由于鸭肉性偏凉，因此，食用鸭肉最佳季节是夏季。

2 将鸭肉与啤酒一同炖煮，可增强鸭肉的滋补效果，味道更鲜香，口味也很独特。

3 红豆有生津利尿、消肿除寒的作用，搭配鸭肉，能起到退热消肿、解毒利尿的效果。

4 鸭肉和海带中含钾量都很高，搭配食用可软化血管，养胃生津。

· 专家连线 ·

鸭屁股不要食用

鸭屁股是淋巴最集中的地方，含有很多细菌、病毒和致癌物，不可食用。

养肾这样吃

薏米老鸭煲

材料 薏米 50 克，老鸭 1 只。

调料 生姜、陈皮、盐、酱油各适量。

做法

1. 将薏米淘洗干净，浸泡 6 小时；陈皮洗净；老鸭宰洗干净，去内脏、尾部，切块备用。

2. 瓦煲置火上，将薏米、老鸭、生姜、陈皮放入瓦煲内，加入清水 2500 毫升（10 碗量），用大火煲沸后，改小火煲约 2 小时，调入酱油、盐即可。

功效 薏米有美容养颜、利水清热、健脾祛湿的功效，搭配上鸭肉，能利水生津、强身护肾、滋阴养胃。

双椒鸭肉丁

材料 青椒、红椒各 40 克，鸭肉 250 克。

调料 葱花、盐、鸡精各适量。

做法

1. 鸭肉洗净，切小块；青椒、红椒去蒂及子，切块。

2. 炒锅倒入植物油烧至七成热，下葱花炒出香味，放入鸭肉块翻炒变白，加入适量水焖熟，放入青椒、红椒块炒熟，用盐和鸡精调味即可。

功效 青椒和红椒均富含维生素 C、膳食纤维、辣椒素等，能缓解疲劳、促进食欲、养胃补肾、防止便秘，还能减肥瘦身。鸭肉可滋阴补肾，强体。

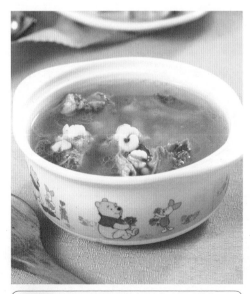

烹调小妙招　夏季做此汤时，可加入适量冬瓜，有助于健脾去湿。

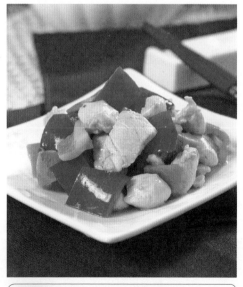

烹调小妙招　鸭肉丁切 2 厘米见方为好。

性味归经

性平，味甘咸；归肝、肾经

推荐用量 每日 100~150 克

鸽肉

补肝强肾

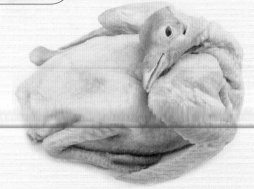

主要营养素 每 100 克含量	蛋白质	维生素 A	钾	钙
	16.5 克	53 微克	334 毫克	30 毫克

养肾功效

《本草纲目》中记载，鸽肉能够补肝强肾、补血益气、清热解毒、生津止渴。现代医学研究表明鸽肉有健脑补神、提高记忆力、润泽肌肤等多重功效。

人群食用须知

适合身体虚弱、贫血的人进食，尤其适合产妇。

孕妇、尿毒症患者以及发热、热病初愈的人不要食用。

这样吃才健康

1 烹饪鸽肉时适当加入些啤酒，可以让味道更香，鸽肉和啤酒的比例以 5：1 为宜，先腌渍 10 分钟，烹调出的鸽肉滋味鲜美，还能促进消化吸收。

2 鸽肉含有维生素 E、锌、硒等，枸杞子富含锌、硒，且有补肾的作用，两者一起食用可以起到强身壮阳的功效。

3 山药的功效有补肾涩精、补脾养胃、生津益肺，与鸽肉一起食用，可起到健脾益气、开胃增食、补益肝肾的作用。

· 专家连线 ·

白鸽肉补阳气效果更佳

白鸽的繁殖力很强，雌雄交配很频密，这是由于白鸽的性激素分泌旺盛所致。所以人们把白鸽作为扶助阳气强身妙品，认为它具有补益肾气、强化性机能的作用。

养肾这样吃

平菇炖乳鸽

材料 平菇250克，乳鸽200克。

调料 料酒、酱油、盐、葱花、姜末各适量。

做法

1. 平菇去蒂，洗净，切块；乳鸽洗净，去杂，切块。

2. 锅置火上，加油烧热，下葱花、姜末煸出香味，加入乳鸽块，略炒后烹入料酒、适量水。

3. 待乳鸽七成熟后加入平菇块，加盐、酱油，煮沸后改小火炖至熟烂即可。

功效 平菇富含多种维生素及矿物质，对改善人体新陈代谢、增强体质有很好的作用，搭配鸽肉一同食用，是补肾滋阴的优质选择。

人参当归鸽肉

材料 乳鸽200克，人参、当归各20克，红枣30克。

调料 姜、盐各适量。

做法

1. 乳鸽除杂、洗净；人参洗净、切片；红枣洗净去核；当归洗净；姜洗净，切片。

2. 鸽肉放锅中水煮5分钟，取出过冷水。

3. 将备好的材料放入炖锅中，加适量热水，炖1小时，用盐调味即可。

功效 人参能补元气、益肾气、养心安神，当归能活血补血、润肠通便，搭配上具有助消化、增食欲、利睡眠的乳鸽，食疗效果更好。

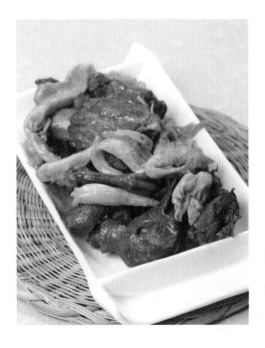

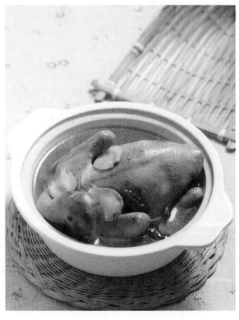

性平，味甘；
归大肠、心、肝、脾、肺、肾经

推荐用量 每日 4 ～ 6 个

鹌鹑蛋

调理肾虚腰酸

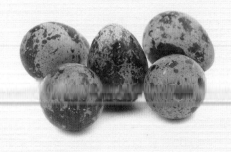

主要营养素 每100克含量	维生素 A	维生素 B$_2$	铁	硒
	337 微克	0.49 毫克	3.2 毫克	25.48 微克

养肾功效

　　鹌鹑蛋被认为是"动物中的人参"，是良好的滋补食疗品，对气虚乏力、肾虚腰酸、遗精、头晕眼花、心悸失眠等症有很好的补益和调理效果。

人群食用须知

　　适宜体质虚弱、营养不良、气血不足的人食用。

　　鹌鹑蛋胆固醇较高，动脉硬化、心脑血管病患者不可多食。

这样吃才健康

1 鹌鹑蛋和红枣一起做汤食用，可培补肾气，养血功效佳。

2 韭菜有补肾壮阳的效果，搭配鹌鹑蛋同食，能够缓解肾虚腰痛，还可防治男性阳痿。

3 银耳与鹌鹑蛋同食，能强精补肾、益气养血、健脑强身。

4 鹌鹑蛋可补肾虚，西蓝花补虚健脑。两者搭配炒食，对体虚、记忆力不好有不错的调理效果。

· 专家连线 ·

鹌鹑蛋强身健脑作用好

　　鹌鹑蛋中的赖氨酸、胱氨酸均比鸡蛋高，特别是含丰富的卵磷脂和脑磷脂，有增强记忆力、健脑的功效。

养肾这样吃

鹌鹑蛋红烧肉

材料 五花肉200克，鹌鹑蛋10个。

调料 冰糖、生抽、葱段、姜片、老抽各适量。

做法

1. 鹌鹑蛋洗净、煮熟、去皮；五花肉洗净，切小块，入锅中焯一下，取出备用。
2. 锅置火上，倒油烧热，加入五花肉翻炒，加入冰糖上色。
3. 加老抽、生抽、葱段、姜片，加水，倒入砂锅，用中火煮50分钟。
4. 加入鹌鹑蛋煮至收汁即可关火。

功效 此食谱具有安神健脑、补肾润肤的作用。

银耳西蓝花炒鹌鹑蛋

材料 银耳30克，西蓝花150克，熟鹌鹑蛋8个。

调料 葱丝、姜丝、盐各适量。

做法

1. 银耳泡发洗净、去蒂、撕成小朵；西蓝花洗净、掰成小朵；鹌鹑蛋剥皮、洗净。
2. 西蓝花用热水焯一下，捞出过凉。
3. 锅放油烧热，爆香葱丝、姜丝，加入西蓝花和银耳，翻炒均匀，加盐调味。
4. 最后放入鹌鹑蛋，稍微翻炒均匀即可。

功效 银耳能补脾健胃、益气清肠，西蓝花有补脾和胃、补虚健脑等作用，搭配鹌鹑蛋，对肾虚的人有很好的调理作用。

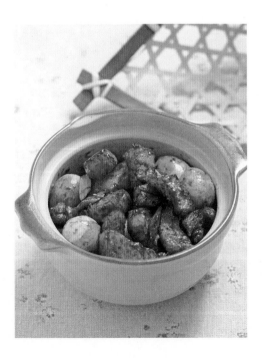

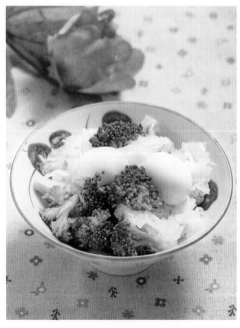

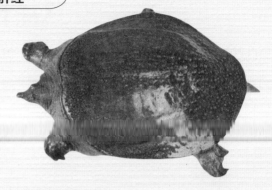

水产类

性味归经
性平，味甘；
归肝经

推荐用量 每日 100~150 克

甲鱼

滋阴补肾

主要营养素	蛋白质	维生素 A	碳水化合物	脂肪
每 100 克含量	17.8 克	139 微克	2.10 克	4.30 克

养肾功效

《本草纲目》中说鳖肉（甲鱼肉）有滋阴补肾、清热消瘀、健脾健胃等多种功效，可治虚劳盗汗、阴虚阳亢、腰酸腿疼等症；而《随息居饮食谱》中也记载："鳖甘平，滋肝肾之阴，清虚劳之热……"可以用于滋阴凉血、补益调中、补肾健骨、散结消痞等。

人群食用须知

适合体质虚弱、营养不良者，以及肝硬化腹水、肝脾肿大、糖尿病患者食用。

孕妇、肝炎患者以及慢性肾衰的患者不要食用。

这样吃才健康

1 甲鱼一定要熟透之后才能吃，未熟透的甲鱼体内富含的组氨酸，会分解成组胺，食用后易发生中毒。

2 驴肉和甲鱼均是滋补肝肾的佳品，两者一起制汤食用，可滋补肝肾、滋阴凉血。

3 红枣和甲鱼一起食用，高蛋白、低脂肪，可增强抵抗力，改善免疫功能。

• 专家连线 •

吃甲鱼可预防高血压性肾病
甲鱼富含烟酸、高蛋白、低脂肪，可保护和软化血管，有利于预防高血压性肾病。

养肾这样吃

豆豉酱甲鱼

材料 小甲鱼2只。

调料 豆豉、葱花、姜片、酱油、白糖、盐各适量。

做法

1. 甲鱼宰杀好，去内脏，用开水烫一下，捞出洗净。

2. 炒锅置火上，加清水，放入豆豉、白糖、葱花、姜片和酱油煮沸，调成汤。

3. 甲鱼放入汤中，小火煮15分钟后，加盐，用大火收汁即可。

4. 捞出甲鱼，各切成四块，放入盘内，摆好，将剩余的汤淋在甲鱼肉上即可。

功效 本食谱有补肾壮阳、调节内分泌、缓解衰老以及养颜美容的效果，适合身体虚弱的人经常适量食用。

枸杞甲鱼煲

材料 甲鱼1只，枸杞子15克。

调料 葱段、姜片各5克，料酒10克，盐3克，鸡汤400克，花椒少许。

做法

1. 将活甲鱼宰杀，沥净血水，去内脏，洗净，将其放入沸水中烫三分钟，刮去裙边上的黑膜，剁去爪和尾，去背板、背壳，切块。

2. 甲鱼肉放蒸盆中，加枸杞子、盐、料酒、花椒、姜片、葱段、鸡汤，盖上背壳，入笼蒸一个小时取出，趁热服食。

功效 此汤有极佳的补肾健体、补益阴血的功效，非常适合体虚瘦弱的人调补食用。

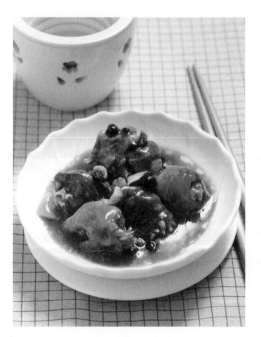

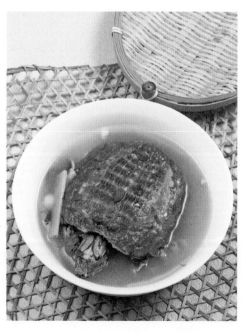

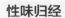

性味归经
性平，味甘；
归脾、胃、大肠经

推荐用量 每日 100~200 克

鲫鱼

和中补虚

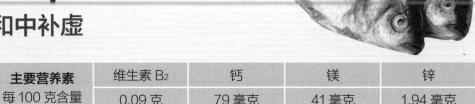

主要营养素 每100克含量	维生素 B$_2$	钙	镁	锌
	0.09 克	79 毫克	41 毫克	1.94 毫克

养肾功效

中医认为，鲫鱼具有和中补虚、除湿利水、温胃进食、补中生气之功效。现代医学表明，鲫鱼中含有大量的优质蛋白，且有利尿的作用，可以作为慢性肾衰竭患者的食疗品。

人群食用须知

适合慢性肾小球肾炎水肿、营养不良性水肿的患者以及产妇产后少乳、食欲不振的人食用。

有皮肤病的患者以及感冒发烧的人要少吃鲫鱼。

这样吃才健康

1 鲫鱼清蒸或做汤营养效果最佳，若经煎炸，食疗功效会大打折扣。

2 在烹制鲫鱼前，要将其黑色腹膜清洗干净，除了因为其腥味较重外，它还含有对人体有害的物质。

3 鲫鱼与陈皮一起食用，可以起到温中散寒、补脾开胃的功效，适宜胃寒腹痛、食欲不振、肾小球肾炎水肿、虚弱无力者经常进食。

• 专家连线 •

常吃鲫鱼，可防肝肾疾病和心脑血管疾病

鲫鱼蛋白质齐全，且易于消化，是肝肾疾病、心脑血管疾病患者的良好蛋白质来源，常吃可以增强人体抗病能力。

养肾这样吃

芦笋鲫鱼汤

材料 鲫鱼300克，芦笋30克。

调料 盐适量。

做法

1. 将鲫鱼去鳞及内脏，洗净；芦笋洗净，切片。
2. 将鲫鱼、芦笋片放入锅内，加入适量清水，以大火烧开，撇净浮沫，改用小火慢煮至鲫鱼、芦笋熟，出锅前加适量盐调味即可。

功效 芦笋有暖胃宽肠、润肺止咳、利尿等功能，搭配和中补虚、除湿利水的鲫鱼同食，可以健脾护肾、温中下气，非常适合高血压、心脏病、糖尿病等患者食用。

鲫鱼豆腐汤

材料 鲫鱼1条，豆腐150克。

调料 料酒、香菜段、姜片、盐、香油各适量。

做法

1. 将豆腐洗净，切成5毫米厚的片，用盐水腌渍5分钟，沥干；鲫鱼去鳞、鳃和内脏，洗净，抹上料酒，用盐腌渍10分钟。
2. 锅置火上，倒植物油烧热，爆香姜片，放入鲫鱼，待鱼两面煎黄后加适量水，大火烧开后小火炖25分钟，再投入豆腐片，加盐调味，撒上香菜段，淋香油即可。

功效 鲫鱼富含优质蛋白、维生素和矿物质等，豆腐被称为"植物肉"，富含蛋白质、植物雌激素等，两者搭配对肾脾虚弱、水肿有一定的疗效。

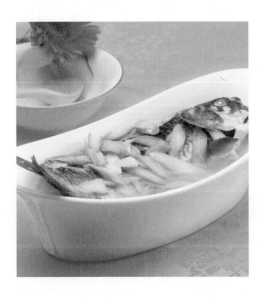

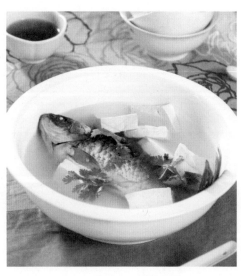

性味归经

性平，味甘；
归脾、肝、肾经

推荐用量 每日 150 克

鲈鱼

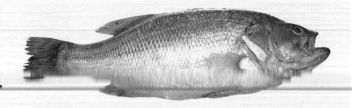

调理肝肾

主要营养素 每100克含量	蛋白质	钙	磷	锌
	18.6 克	138 毫克	242 毫克	2.83 毫克

养肾功效

鲈鱼具有补肝肾、健脾安胎的作用。《嘉祐本草》说鲈鱼"补五脏，益筋骨，和肠胃，治水气"，而在《本草衍义》中记载，鲈鱼"益肝肾"。可用于调理肝肾不足。

人群食用须知

适宜习惯性流产、贫血头晕、妊娠水肿、胎动不安的女性食用。

有皮肤病的患者慎食。

这样吃才健康

1 鲈鱼和生姜一起煲汤，可以健脾暖胃，生姜也可去除鲈鱼的腥味。

2 鲈鱼鱼肉含有较多的不饱和脂肪酸，豆腐富含大豆异黄酮，两者都具有降低胆固醇的功效，一起食用，可防治冠心病和脑梗死，还可除湿利水、防寒健肾。

3 清蒸鲈鱼是健康的吃法，口感清香，而且能够最大限度保存营养。

• 专家连线 •

鲈鱼可调理胎动不安，通乳

孕产妇吃鲈鱼既补身体又不会因营养过剩而导致肥胖，还可以调理胎动不安、乳汁少等症状，对习惯性流产、妊娠期浮肿也有一定疗效。

养肾这样吃

百合淮山鲈鱼汤

材料 鲈鱼1条，干淮山20克，干百合15克，枸杞子少许。

调料 姜片、盐各适量。

做法

1. 鲈鱼去杂洗净，斩块；百合、淮山和枸杞子分别洗净，百合、淮山浸泡至软。

2. 锅中加油烧热，放姜片炒香，放入鲈鱼块，小火微煎至鱼皮微黄。

3. 煲锅内加适量水煮沸，放入鲈鱼块和其他材料，小火煮40分钟。

4. 待煮好停火前，用盐调味即可。

功效 百合可补中益气，缓解疲劳；淮山有健脾益胃的功效；枸杞子是补肝肾的佳品；搭配鲈鱼一起煮汤，能够安神补脑、健脾利胃、补肝益肾，经常适量食用有益身体健康。

葱油烧鲈鱼

材料 鲈鱼1条，胡萝卜50克。

调料 姜片、葱花、料酒、盐、酱油、香油各适量。

做法

1. 将鲈鱼去杂，洗净，在背上用刀斜切几刀，放入盘中，均匀地撒上少许盐；胡萝卜洗净，切丝。

2. 将姜片、葱花（一部分）、胡萝卜丝放入鲈鱼的盘中，倒入酱油、料酒。

3. 蒸锅加水，大火烧开，放入鲈鱼，蒸10分钟。

4. 鱼熟后立即取出，拣出葱姜，重新撒葱花；起油锅，烧开香油，均匀淋在鱼身上即可。

功效 鲈鱼富含多种营养物质，且口味鲜美，有补肝益肾、化痰止咳的功效，对肝肾不足之人有很好的补益作用。

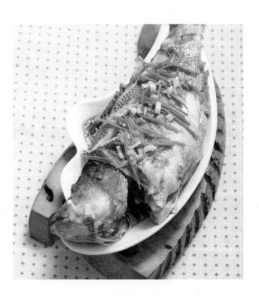

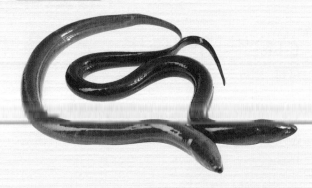

性味归经

性温，味甘；
归肝、脾、肾经

推荐用量 每日 100~250 克

鳝鱼

滋补肝肾

主要营养素 每100克含量	蛋白质	维生素 B₂	硒	钾
	18.0	0.98 毫克	34.56 微克	263 毫克

养肾功效

中医认为，鳝鱼有补气养血、温阳健脾、滋补肝肾、祛风通络等功能，可用于改善气血不足、体虚羸瘦、肢体痿软、腰脚无力等症。

人群食用须知

适宜身体虚弱、视力下降的人以及产妇食用。

鳝鱼属发物，患有皮肤病的人应慎食。

这样吃才健康

1 由于鳝鱼中含有组氨酸，鳝鱼死后会导致组氨酸发生变化，产生对身体健康不利的有毒物质，因此鳝鱼最好宰后即刻烹煮食用。

2 香菇能提高人体免疫力、延缓衰老、增进食欲，搭配鳝鱼一起食用，能够益脾胃、补肾气、助消化。

3 洋葱有消火抑菌、开胃利尿等作用，和鳝鱼一起食用能培补肾气。

• 专家连线 •

"鳝鱼素"：调节血糖的"妙药"

鳝鱼所含的"鳝鱼素"能降低和调节血糖，对高脂血症并发糖尿病有较好的辅助治疗作用，加之所含脂肪少，常食有利于糖尿病患者控制病情。

养肾这样吃

素炒鳝丝

材料 鳝鱼200克，干香菇30克，洋葱30克。

调料 酱油、料酒、白糖、水淀粉、胡椒粉、盐、香菜末各适量。

做法

1. 鳝鱼洗净，去骨切丝；香菇泡发，洗净，切片；洋葱去皮和蒂，洗净，切丝。
2. 锅置火上，倒油烧热，放入鳝丝煸炒片刻，放入香菇片、洋葱丝炒至熟，加水、酱油、料酒、白糖、盐翻炒，用水淀粉勾芡，撒上香菜末、胡椒粉即可。

功效 洋葱有消炎抑菌、开胃利尿等作用，香菇能提高人体免疫力、延缓衰老、增进食欲，搭配鳝鱼一起食用，能够益脾胃、补肾气、助消化。

鳝鱼小米粥

材料 小米100克，鳝鱼150克。

调料 盐4克，姜丝、葱花各少许。

做法

1. 小米淘洗干净；鳝鱼去头和内脏，洗净，去骨切段。
2. 锅置火上，加适量清水煮沸，放入小米煮约15分钟。
3. 放入鳝鱼段、姜丝，转小火熬至粥黏稠，加盐、葱花调味。

功效 小米有滋阴补血、益肾壮阳的效果，而鳝鱼富含蛋白质、DHA、卵磷脂等，可补脑健身、滋补肝肾。两者一起食用，可以起到补血健身、滋补肝肾的功效。

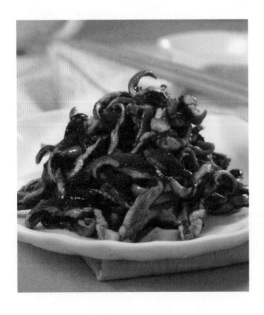

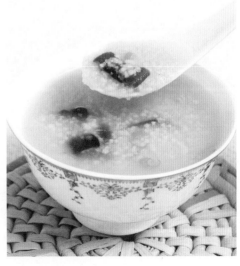

性味归经
**性平，味甘；
归肝、脾经**

推荐用量 **每日 80 克**

泥鳅

生精养肾

主要营养素	蛋白质	维生素 B₂	钙	锌
每 100 克含量	17.9 克	0.33 毫克	299 毫克	2.76 毫克

养肾功效

《本草纲目》记载："泥鳅甘平无毒，能暖中益气，治消渴饮水，阳事不起"。现代医学表明，泥鳅中含的活性物质有助于温补肾脏，补中益气，养肾生精，对调节性功能、缓解肾虚有较好的作用。

人群食用须知

适宜老年人及有心血管疾病、急慢性肝炎及黄疸之人食用。

对泥鳅过敏的人以及阴虚火盛的人谨慎食用。

这样吃才健康

1 冬季用泥鳅煲汤饮用，对调节性功能、缓解肾虚有较好的作用。

2 豆腐富含蛋白质、维生素、微量元素，但缺乏蛋氨酸；泥鳅富含蛋氨酸，能弥补豆腐这一不足。两者搭配，能起到营养互补、食疗加倍的功效。

3 泥鳅可补肾益气，红枣补气和血。两者搭配，对肝肾不足引起的肾虚、出虚汗、阳痿有调节作用。

┌─ 专家连线 ─

常吃泥鳅，可预防男性阳痿

泥鳅中含蛋白质、维生素 A、B 族维生素及多种矿物质，能养肾生精，调节性功能，预防阳痿、早泄等症状。

养肾这样吃

黄芪红枣泥鳅汤

材料　泥鳅200克，瘦猪肉100克，干红枣10克，黄芪15克。

调料　姜片、盐各适量。

做法

1. 红枣泡发、去核、洗净；黄芪洗净；猪肉洗净，切片，用开水余2分钟，捞起洗净；泥鳅用开水烫一下，去杂，洗净、晾干。

2. 将泥鳅用油煎至两面微黄后，装盘备用。

3. 在汤煲内加水烧开，放入所有材料大火烧开，用小火煲约1小时，加入盐调味即可。

功效　本汤品富含蛋白质、脂肪、多种维生素以及钙、磷、铁等矿物质，具有暖腰补肾、健脾润肺的功效。

泥鳅炖豆腐

材料　泥鳅3条，豆腐300克。

调料　蒜末、姜末、腐乳、青蒜各适量。

做法

1. 泥鳅处理好，洗净切段；豆腐用水冲净，切块；青蒜洗净，切段。

2. 锅中倒油烧热，爆香姜末、蒜末。

3. 另取锅加水、豆腐和泥鳅煮开，并撇净浮沫，倒入姜蒜油，加盐，大火烧开转中火炖。

4. 腐乳加水捣成汁，倒入汤中，小火煮20分钟，最后撒上青蒜段即可。

功效　豆腐富含蛋白质等，搭配泥鳅同食，两种食材的营养可以很好地互补。男士常食，能起到养肾生精的效果。

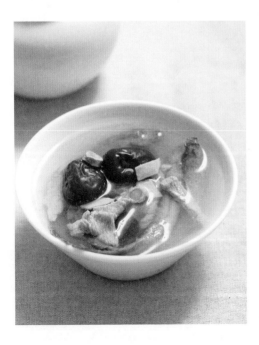
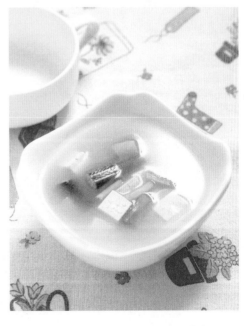

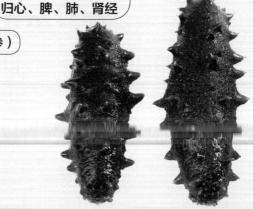

推荐用量 每日 50~80 克（鲜海参）

海参

滋肾益精

主要营养素 每100克含量	镁	铁	钙	硒
	149 毫克	13.2 毫克	285 毫克	63.93 微克

养肾功效

《本草纲目拾遗》中记载："海参，味甘咸，补肾，益精髓，摄小便，壮阳疗痿……"另外，《药性考》中也说海参可降火滋肾，通肠润燥，除劳瘵。而现代医学表明，海参能提高记忆力、延缓细胞衰老、抗血栓、防止动脉硬化等。

人群食用须知

一般人均可以食用，尤其适合老年人和体质虚弱的人。

海参性滑利，脾胃虚寒、经常腹泻的人不可常食。

这样吃才健康

1 烹调海参时最好不要加醋，否则会导致口感、味道下降，而且会破坏海参所含有的胶原蛋白，降低海参的营养价值。

2 海参可以补肾气，羊肉有温中暖肾的作用，两者搭配熬粥，有温阳散寒、暖肾的作用。对手足不温、食欲不振、小便清长等症状也有很好疗效。

3 海参和木耳都富含胶质，除强健筋骨之外，还有促进排便、降低血液胆固醇含量的功效。

⋅ 专家连线 ⋅

浸泡和煮海参的时间

浸泡和煮海参的时间的长短决定了海参泡发的大小和软硬程度，可根据自己的口感喜好适当调节时间。其实，海参营养已经基本锁定，大小、软硬不太重要，一般泡发到干海参的2倍左右长度，软硬程度适中时，口感最好。

养肾这样吃

大米海参粥

材料 大米100克，发好的海参2根。

做法

1. 大米淘洗干净；发好的海参洗净，切小块。
2. 大米与海参一起放入锅内，加适量清水，煮至粥成即可。

功效 大米可滋阴润肺，调理肺燥引起的咳嗽；海参可补肾虚、壮阳疗痿。大米搭配海参一起煮粥，可滋阴清肺、益中补气，适合身体瘦弱、盗汗的人食用。

海参烩菜花

材料 海参150克，菜花300克。

调料 蒜末、蚝油、盐、水淀粉各适量。

做法

1. 菜花洗净，掰成小朵，焯水备用；海参洗净，切块。
2. 锅里加油烧热，爆香蒜末，倒入海参拌炒，放菜花，然后放入蚝油、盐以及适量水。
3. 起锅前倒入水淀粉勾芡即可。

功效 菜花富含蛋白质、膳食纤维、维生素和矿物质，能够抗癌防癌、清理血管、增强免疫力，海参是补肾的优质食材，两者搭配，有很好的补身效果。

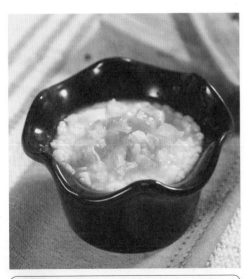

 烹调小妙招 熬制此粥时根据食材估计成品量，水要一次加足，转最小火，熬煮的时候不要开盖。

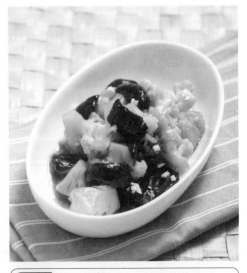

烹调小妙招 烹制此菜时，调味料应稍浓些，使之黏附于海参表面，起到入味的作用。

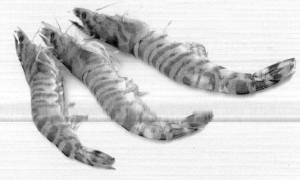

性味归经
性温，味甘咸；
归心、脾、肝经

推荐用量 **每日 100~150 克**

海虾

补肾兴阳

主要营养素 每 100 克含量	镁	铁	钙	硒
	46 毫克	3.0 毫克	146 毫克	56.41 微克

养肾功效

《本草纲目拾遗》中指出，海虾能"补肾兴阳"，有补肾壮阳、下乳汁、益脾胃的作用，适用于缓解肾气虚弱、肾阳不足引起的腰脚软弱无力、阳痿以及男性不育等症。

人群食用须知

一般人均可食用，尤其是孕妇和有心血管疾病的人。

患过敏性鼻炎、老年支气管炎者以及对虾过敏的人慎食。

这样吃才健康

1 烹制海虾时，其背上的虾线应去掉，因其含有废物，有泥腥味，不利于脾胃消化，影响食欲。

2 韭菜可养肝护肝、补肾壮阳、保暖健胃，海虾可补阳气、强筋骨，两者搭配一起食用，能补肾壮阳、温中健胃。

3 烧酒有一定杀菌作用，又能除腥秽，搭配虾食用，能起到增强性功能的作用。

· 专家连线 ·

直接吃虾壳不能起到补钙效果

虾壳中虽然含钙量很高，但吸收率并不理想。即使是较软的虾壳，人的牙齿也不能彻底嚼烂的，因此带壳吃虾得不到很好的补钙效果。除非将虾壳研磨成粉，再配合维生素 D 一起摄入，才会有一定的补钙效果。

养肾这样吃

莲藕虾仁粥

材料 莲藕100克，鲜虾、大米各80克。

调料 盐、葱花、胡椒粉、香油各适量。

做法

1. 将鲜虾去壳，挑出虾线，洗净后沥干水，放入盐和胡椒粉拌匀；将莲藕去皮，切成均匀薄片；大米洗净。

2. 锅中放入大米、藕片和水，大火煮滚后转小火，煮至黏稠时，加入虾仁、盐，改大火煮1分钟关火，撒上葱花，淋上香油即可。

功效 此粥有补心生血、滋养强阳、健脾开胃的良好效果，很适合肾虚的老年人食用，有延年益寿的作用。

腰果虾仁

材料 新鲜虾仁200克，腰果50克，鸡蛋1个（取蛋清）。

调料 葱末、姜丝、盐、料酒、水淀粉、香油各适量。

做法

1. 虾仁用盐、水淀粉、蛋清腌渍片刻；腰果烤熟。

2. 将料酒、水淀粉、盐及清水调制成汁。

3. 锅置火上，加入植物油烧热，倒入葱末、姜丝、虾仁略炒，烹入调味汁翻炒均匀，将腰果撒在上面，滴上香油即可。

功效 腰果搭配虾仁一同食用，可气血双补、益肾壮阳。

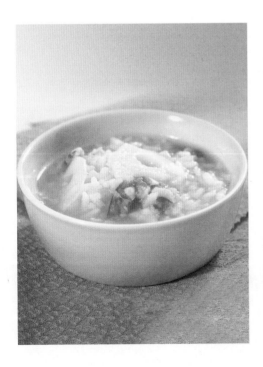

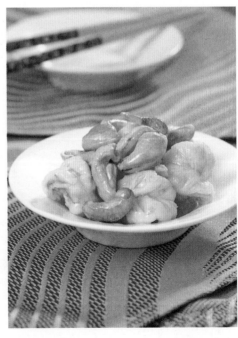

性味归经

**性寒，味咸；
归肝、肾经**

推荐用量 每日 50 克

牡蛎

缓解肾虚遗精

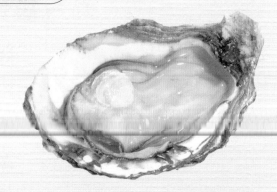

主要营养素	碳水化合物	钙	锌	硒
每 100 克含量	8.2 克	131 毫克	9.39 毫克	86.64 微克

养肾功效

《本草纲目》中记载：牡蛎肉"多食之，能细活皮肤，补肾壮阳，并能治虚，解丹毒"，有潜阳补阴、收敛固涩、软坚散结的作用，可用于辅助治疗自汗盗汗、遗精崩带、胃痛吞酸等症。

牡蛎肉味鲜美、营养全，兼有"细肌肤，美容颜"及降血压和滋阴养血、健身壮体等多种作用，因而被视为美味海珍和健美强身食物。在诸多的海洋珍品中，许多人唯独钟情于牡蛎。西方称其为"神赐魔食"。

人群食用须知

适宜体质虚弱、烦热失眠、心神不定的患者食用。

慢性皮肤病患者应慎食。

这样吃才健康

1 牡蛎一定要吃新鲜的，否则容易导致出现食物中毒。

2 牡蛎和鸡蛋中均含有丰富的钙质，一起食用，能促进骨骼生长，还有很好的壮阳功效。

3 小米和牡蛎一起食用，可以起到蛋白质互补的作用。

专家连线

适当多吃牡蛎，可提高男性生育能力

男性如果锌不足，会降低精子的质量。而牡蛎富含锌元素，适当食用牡蛎，对提高男性的生育能力有帮助。

养肾这样吃

双耳牡蛎汤

材料 水发木耳、牡蛎各100克，水发银耳50克。

调料 料酒、醋、葱汁、姜汁各10克，盐3克。

做法

1. 将木耳、银耳洗净，撕成小块；牡蛎洗净泥沙，入沸水锅中焯一下捞出。

2. 锅置火上，加水烧热，放入木耳、银耳、料酒、葱汁、姜汁煮约20分钟后，下入焯好的牡蛎，加盐、醋煮熟即可。

功效 此汤有提高性欲、宁心安神的效果，而且钙、铁、锌等多种矿物质含量十分丰富，适合孕妇饮用，有很好的补肾效果。

莲藕牡蛎汤

材料 莲藕200克，牡蛎250克，虾仁3个。

调料 高汤、盐各适量。

做法

1. 莲藕去皮、洗净、切块；牡蛎洗净，焯水后，去杂、洗净。

2. 锅中倒入高汤和藕块，开火炖30分钟，加牡蛎、虾仁煮2分钟，加盐调味即可。

功效 莲藕有清热凉血、健脾开胃、止血散瘀的作用，搭配上牡蛎煮汤，可以起到增进食欲、促进免疫力、益胃补肾等效果。

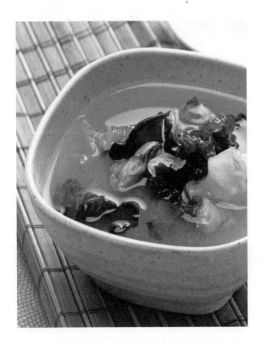

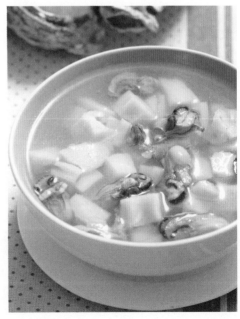

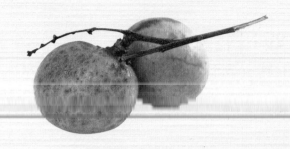

中药类

性味归经
性温，味甘；
归心、脾经

推荐用量 每日5颗（鲜桂圆）

桂圆
温阳补肾

养肾功效

桂圆，又叫龙眼、圆眼等，是岭南四大佳果之一，《名医别录》记载它能养心益智。中医认为桂圆有温肾阳、补中益气、养心润肺、开胃益脾等功效，适用于气血不足、心悸怔忡、虚劳羸弱、失眠健忘等。

人群食用须知

很适合中老年人和体虚、气血不足的人食用，可补气血、复元气、御风寒。

桂圆性偏温热，阴虚火旺的人不要多吃。另糖尿病、痛风患者及孕妇慎食。

这样吃才健康

1 桂圆一次不要食用过多，否则易导致上火。

2 桂圆和红枣都具有滋养强体的作用，适量搭配做成饮品，能够起到暖身强体的作用。

3 鸡蛋有补肺养血、滋阴润燥的功效，搭配桂圆一起食用可健脾、补血、益肝肾。

4 将桂圆制成代参膏，补气血的效果很好。将桂圆肉30克放碗内，加白糖一同蒸至稠膏状。分2次用沸水冲服。可以补益气血，用于年老体弱之人。

• 专家连线 •

女性在怀孕期间要慎食桂圆

女性在怀孕期间最好别吃桂圆。特别是对早孕的女性来说，尽量不吃，以免气机失调，引起流产或早产。

养肾这样吃

桂圆红枣粥

材料 糯米100克，桂圆肉20克，红枣15克。

调料 红糖10克。

做法

1. 糯米淘洗干净，浸泡4小时；桂圆肉去杂质，洗净；红枣洗净，去核。
2. 锅置火上，加适量清水烧开，放入糯米、桂圆肉、红枣，用大火煮沸，转小火熬煮成粥，加入红糖搅匀。

功效 红枣可以增强人体免疫力、保护肝肾、补血养血，和桂圆搭配，能够强身健体。

桂圆炖鸡

材料 仔鸡1只，桂圆肉25克。

调料 料酒、白酱油、盐各适量。

做法

1. 桂圆洗净；鸡宰杀好，去杂，放入开水中稍烫，取出后洗净。
2. 砂锅置于火上，加适量水，放入仔鸡、料酒，烧开煮至八成熟。
3. 加入桂圆肉、白酱油和盐，小火炖30分钟即可。

功效 仔鸡中含有丰富的蛋白质，能增强人体体质，促进体力恢复，搭配桂圆同食，可以起到补血安神、健脑益肾、养心健脾的功效。

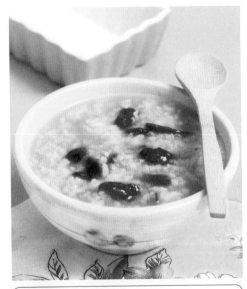

烹调小妙招 此粥还可加入泡好的黑豆同煮，补血养阳的功效更佳。

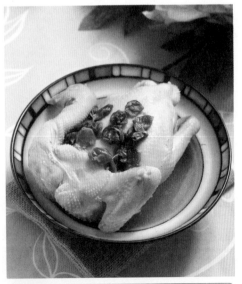

烹调小妙招 桂圆在做之前要浸泡一段时间，更容易入味。

性味归经

性平，味甘；
归脾、胃经

推荐用量 每日 30~50 克

蚕蛹

活精、补肾、壮阳

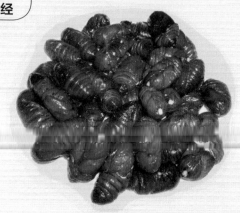

养肾功效

《备急千金要方》说蚕蛹能"益精气，强男子阳道，治泄精"，中医指出蚕蛹具有祛风健脾、益精助阳等功效。而现代医学表明，蚕蛹可刺激肾脏分泌功能，活精壮骨、补肾壮阳。

人群食用须知

脾虚气弱、营养不良、身体消瘦、乏力的人可多食。

有脚气的人不可食用。

这样吃才健康

1 由于营养成分较复杂，不能吃未加工处理的蚕蛹，颜色发红、发黑、有麻辣感的蚕蛹也尽量不吃，以免出现食后中毒的现象。

2 韭菜能补肾壮阳，蚕蛹能补肝肾、益精气，两者搭配是非常理想的壮阳补肾的食材。

3 核桃有补肾温阳的功效，蚕蛹补肾壮阳效果也很好。两者搭配一起熬汤，可以补骨养阳。

― 专家连线 ―

注意预防蚕蛹中毒

一是采购新鲜蚕蛹，不买、不吃腐败变质的蚕蛹；二是食用蚕蛹前，必须充分加热，应先在沸水中煮 15 分钟再烹炒、油炸；三是一次少吃，否则容易引起蚕蛹中毒。

养肾这样吃

五香蚕蛹

材料 蚕蛹 200 克。

调料 葱花、姜丝、料酒、酱油、五香粉、孜然各适量。

做法

1. 蚕蛹洗净，上锅蒸 6 分钟，蒸至八成熟。
2. 锅中倒油，油热后爆香葱花和姜丝。
3. 加入蒸好的蚕蛹，大火快炒，加入剩余调料，炒至蚕蛹水分收干、入味即可。

功效 蚕蛹含有丰富的蛋白质，能有效提高人体免疫功能、延缓衰老、补肾温阳，对辅助治疗高胆固醇血症和改善肝功能也有很好的作用。

蚕蛹炒韭菜

材料 蚕蛹、韭菜各 100 克，尖椒 2 个。

调料 姜片、蒜片、胡椒粉、盐各适量。

做法

1. 蚕蛹洗净，蒸熟；韭菜择洗干净、切段；尖椒洗净去蒂去子，切成圈。
2. 锅置火上，爆香姜片、蒜片和青椒，放入蒸熟的蚕蛹煸炒。
3. 加入韭菜炒熟，加盐、胡椒粉调味即可。

功效 韭菜能温阳补肾，蚕蛹也是温阳补肾、祛风除湿、健脾消积的良材，两者搭配，能提高人体免疫力，有显著的补肾壮阳效果。

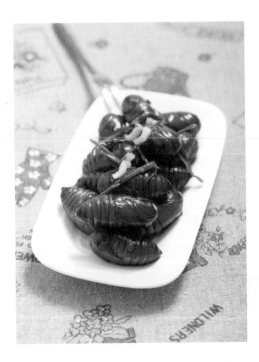

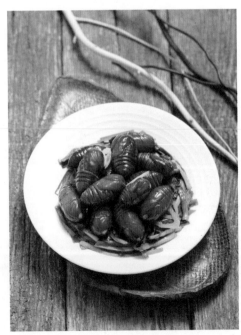

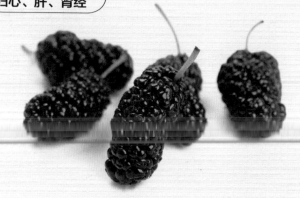

性味归经

性寒，味甘酸；
归心、肝、肾经

推荐用量 每日 30~50 克

桑葚

养肝护肾

养肾功效

中医认为，桑葚能够"益肾脏而固精，久服黑发明目"，具有补血滋阴，生津止渴，补肝益肾的功效。

桑葚中含有丰富的营养物质，如铁、维生素E、蛋白质等，对肾虚引起的头发早白有预防作用，还可用于美容。

人群食用须知

适合女性、中老年人及用眼过度的人经常适量食用。

桑葚含糖量较高，不适合糖尿病患者食用。

这样吃才健康

1 桑葚以黑紫色为佳。未成熟的桑葚含有氰氢酸，不可食用，否则会导致头痛、呼吸不畅、呕吐等症状。

2 如果选择熬桑葚，不要用铁器。因为桑葚能分解出酸性物质，跟铁会产生化学反应，不利于健康。

3 桑葚与大米煮粥同食，可以补肝益肾、养血润燥，对消除脑力疲劳，改善记忆力、多梦和失眠症状有良好的效果。

4 桑葚与冰糖搭配，不仅能够补肝益肾，而且可以清肺止咳、明目、利尿。

⎯ 专家连线 ⎯

桑葚煎水饮用，可改善失眠、便秘

取桑葚干品40克或鲜品80克煎水。桑葚补益肝肾功效显著，适宜肾虚引起的失眠、便秘等症状。

养肾这样吃

桑葚枸杞饭

材料 桑葚50克，大米80克，枸杞子10粒。

做法

1. 桑葚清洗干净，去蒂；大米淘洗干净；枸杞子洗净。

2. 把桑葚、大米、枸杞子一同倒入电饭锅中，倒适量清水，盖上锅盖，蒸至电饭锅提示米饭蒸好即可。

功效 枸杞子有补肾益精、养肝明目、补血安神的作用；大米可滋阴润燥；桑葚可补血滋阴、补益肝肾。该食谱可辅助治疗肝肾阴亏、腰膝酸软、遗精等。

桑葚杏仁饮

材料 牛奶200毫升，杏仁粉50克，桑葚果酱适量。

调料 吉利丁粉适量，白砂糖20克。

做法

1. 将吉利丁粉加水泡开；牛奶加白糖煮开，倒入杏仁粉，盖好闷5分钟。

2. 将杏仁牛奶过滤后，倒入泡好的吉利丁粉中，拌匀。

3. 加入桑葚果酱，稍搅拌，放入冰箱冷藏即可。

功效 此饮品有生津润燥、清肝明目、补血安神、益肾养颜的作用，非常适合女性朋友经常饮用。

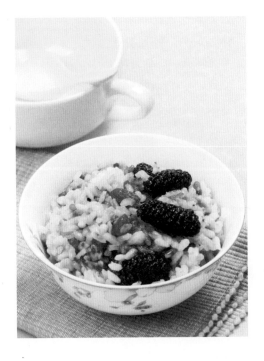

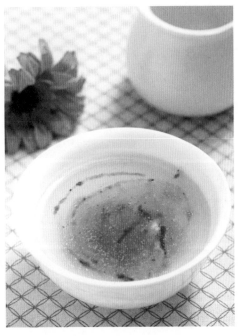

性味归经
性温，味甘；
归肝、肺、大肠经

推荐用量 每日 10~25 克

松子

增强性功能

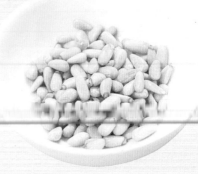

养肾功效

松子，是松树的种子。中医认为松子有强阳补肾、和血美肤、滑肠通便等功效。

现代医药学研究表明，松子含脂肪、蛋白质、碳水化合物等。经常食用松子仁，有强身健体、提高免疫力、润肤美容、增强性功能等作用，对体虚疲劳、遗精盗汗、勃起力度缺乏者有较好的疗效。

人群食用须知

一般人皆可食用，尤其是老年人、女性、脑力劳动者。

胆囊功能严重不良者及痰多的患者慎食。

这样吃才健康

1 松子放时间长了，会有"油哈喇"味，就不要再食用。可以事先将松子炒好，这样能延长松子存放时间。

2 鳝鱼有补血益气的功效，和松子搭配，能起到一定的美容养颜效果，适合爱美的人食用。

3 常吃松子可强身健体，玉米富含膳食纤维，可促进人体代谢功能。松子仁和玉米一起食用，对老年体弱、腰疼、便秘、小儿发育迟缓等均有很好的调理效果。

4 松子可以直接吃，又可榨油，还可以烹饪菜肴，都是健康营养的吃法。

双仁拌茼蒿

材料 茼蒿 250 克，松子仁、花生米各 25 克。

调料 盐、香油各适量。

做法

1. 将茼蒿择洗干净，下入沸水中焯 1 分钟，捞出，凉凉，沥干水分，切段；松子仁和花生米挑去杂质。

2. 炒锅置火上烧热，分别放入松子仁和花生米炒熟，取出，凉凉。

3. 取盘，放入茼蒿、盐和香油并拌匀，撒上松子仁和花生米即可。

功效 此菜有开胃健脾、降压补脑、补肾利便以及增强免疫力的作用。

松子仁粥

材料 大米 100 克，松子仁 30 克。

做法

1. 松子仁洗净，沥干水；大米淘洗干净，浸泡 30 分钟。

2. 锅置火上，加适量清水烧沸，放入松子仁和大米，用大火煮沸，转小火煮至粥黏稠即可。

功效 此粥含有不饱和脂肪酸、谷氨酸、磷、锰等健脑成分，可增强脑细胞代谢，维护脑细胞，增强肾功能和神经功能，适宜上班族食用。

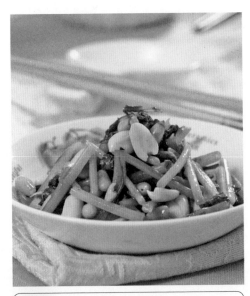

烹调小妙招 拌制此菜时，若加入坚果碎、蒜蓉、麻酱等，口感更清爽。

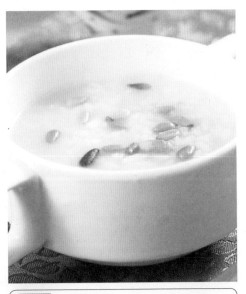

烹调小妙招 熬制此粥时，可加入少量植物油，不仅不会溢锅，而且口感细嫩、香味更佳。

推荐用量 每日 5~20 克

枸杞子

生精补肾

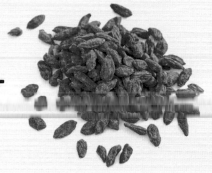

养肾功效

《本草纲目》记载："枸杞，补肾生精……明目安神，令人长寿。"可用于辅助治疗肝肾亏虚、腰膝酸软、遗精消渴等症状。

人群食用须知

适合老年人及有脂肪肝、高血压、高脂血症和糖尿病的患者经常食用。

有感冒发烧、炎症和腹泻等症状的人慎食。

这样吃才健康

1 枸杞子的烹饪时间不要过长，可以选择在炒菜或煲汤收尾时加，能最大限度地防止营养成分的流失。

2 食用枸杞子应适量，加入粥饭、汤羹里食用，既能滋补，又能防止上火。

3 枸杞子可滋补内脏，兔肉则能补中益气、除热湿痹、止渴健脾，两者一起食用，特别适宜肾病、糖尿病、心脑血管疾病患者食用。

4 莲子和枸杞子一起食用，具有养心补肾、健身延年的功效。

专家连线

不要买颜色太艳的枸杞子

色泽看上去过于鲜艳的枸杞子，很可能是经硫黄熏蒸过的，食后对人体有害。一般来说，优质枸杞子颜色略偏暗，并不是十分艳丽。

养肾这样吃

橘瓣银耳枸杞羹

材料 橘子100克，干银耳15克，枸杞子10粒。

做法

1. 干银耳用清水泡发，择洗干净，撕成小朵备用；橘子去皮，分瓣备用；枸杞子洗净。

2. 锅置火上，放入银耳和适量清水，大火烧开后转小火煮至汤汁略稠，加橘子瓣和枸杞子煮熟即可。

功效 此羹有清热生津、补气和血、补脑、养胃等功效，适合高血压、血管硬化以及肝肾亏虚等患者食用。

枸杞山药粥

材料 山药150克，枸杞子15克，大米100克。

调料 白糖适量。

做法

1. 山药去皮，洗净，放入沸水锅中煮熟，捞出，切块；大米淘洗干净；枸杞子洗净，泡开。

2. 锅内加适量清水烧开，放入大米煮沸，加入山药块用小火熬至粥稠，再加入枸杞子稍煮，用白糖调味。

功效 枸杞子可补益肝肾，山药能健脾补肾。适合肝肾亏虚的患者食用。

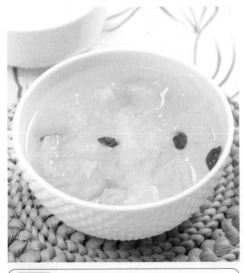

| 烹调小妙招 | 泡发银耳时最好用温水，而不用沸水，因为沸水温度高，容易损失其所含的营养。 |

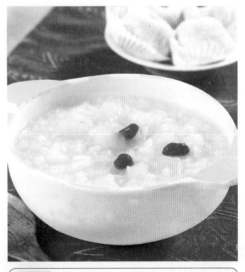

| 烹调小妙招 | 山药接触空气会氧化，所以去皮后的山药可泡在加了少许白醋的水中，以免表面变黑。 |

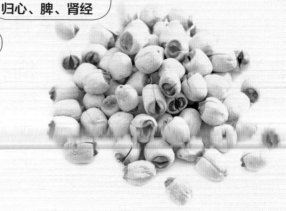

性味归经

性平，味甘涩；归心、脾、肾经

推荐用量 **每日 20 克（干莲子）**

莲子

益肾固精

养肾功效

《玉楸药解》说："莲子甘平，甚益脾胃，而固涩之性，最宜滑泄之家，遗精便溏，极有良效"。中医认为，莲子有补脾止泻、补中健脾、止泻固精、益肾涩精止带以及滋补元气的功效，可用于辅助治疗青年人梦多、遗精频繁或滑精等症。

人群食用须知

适合口苦咽干、烦热、失眠的人以及高血压患者食用。

莲子具有收敛的功效，大便干燥者不要多食。

这样吃才健康

1 夏季在食用莲子时，不要将有苦味的莲子心去掉，因为莲子心去火功效很强，非常适合上火的人食用。

2 猪肚是补脾胃的佳品，可用于辅助治疗身体虚弱、泄泻、消渴、小便频数等症；而莲了有补脾胃、润肺养心、滋肾的功效，两者搭配，可使得益肾、健脾胃的功效更强。

3 黑米滋阴补肾、健脾暖肝，与莲子搭配食用有滋阴养心、补肾健脾的功效。

━ 专家连线 ●━━━

莲子心茶可降脂

莲子心是一味中药，指莲子中间青绿色的胚芽，其味极苦，但具有极好的清心去热功效，可经常用来泡茶饮用。

养肾这样吃

百合莲子雪梨汤

材料 雪梨2个，百合10克，莲子40克，枸杞子少许。

调料 冰糖适量。

做法

1. 将雪梨洗净，去皮除核，切块；将百合、莲子分别洗净，用水泡发；枸杞子洗净，待用。

2. 锅置火上，放适量水烧沸，放入雪梨块、百合、莲子，水开后再改小火煲约30分钟，放入枸杞子、冰糖再煮5分钟即可。

功效 此汤有润肺清凉、健脾益胃的功效，适合夏季补肾饮用。

银耳莲子羹

材料 干银耳、莲子各20克。

做法

1. 将银耳洗净，泡发，去蒂，撕成小朵；将莲子洗净，去心。

2. 锅置火上，放入莲子、银耳，倒入适量水，熬煮40分钟至所有材料熟烂即可。

功效 银耳润肺生津、养胃补气、强精补肾，莲子能清热去火、益肾固精，两者一起食用，能够补脾止泻、养心安神，对脾虚、遗精等有很好的辅助治疗效果。

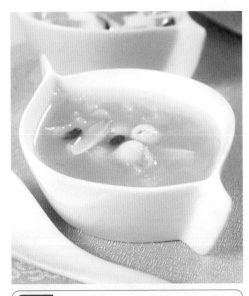

烹调小妙招 冰糖量可以根据自己喜好增加或减少，或者换蜂蜜也可以。

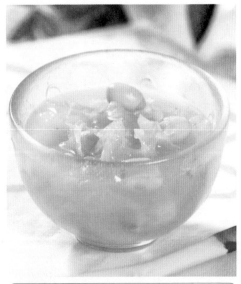

烹调小妙招 水开后要转小火慢慢炖。这样煮好的银耳羹才会香甜软烂。

性味归经

性热，味甘辛；
归肾、脾、心、肝经

推荐用量 每日 5~10 克

肉桂

温肾助阳

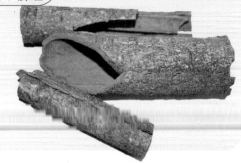

养肾功效

　　肉桂中含有黄烷醇多酚类抗氧化物质，常用于老年人肾阳不足、胃寒肢冷、久病体弱、气衰血少等症状的调理。还可以补火助阳、活血通经，用于阳痿、宫冷、痛经等治疗。

　　《本草汇》中说："肉桂，散寒邪而利气，下行而补肾……"可以看出，肉桂能温肾助阳、温经通脉、散寒止痛。

人群食用须知

　　适合食欲不振、畏寒怕冷的人以及慢性溃疡长久不愈的人食用。

　　有咽干舌燥、咽喉肿痛、鼻出血等症状及各种急性炎症的患者，尽量慎食。

这样吃才健康

1 肉桂性热，避免在夏季多食，防止引起上火。

2 肉桂可以直接用于煲汤，也可以研磨成粉后食用，但每次不要过多。

养肾这样吃

人参肉桂炖乳鸽

材料 人参 5 克，乳鸽 300 克。

调料 姜片 10 克，肉桂 5 克，盐 5 克，白糖 1 克。

做法

1. 乳鸽切块，开水余烫；人参和肉桂洗净。

2. 锅中加适量水，倒入肉桂、乳鸽块、人参和姜片，大火烧开。

3. 用小火将食材炖 35 分钟，最后加盐、白糖调味即可。

功效 适用于妇女血虚等症。

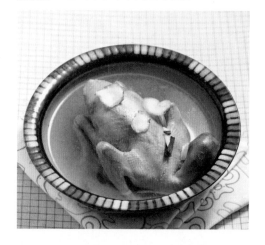

性味归经
性平，味甘淡；归脾、肾经

推荐用量 **每日 10 克**

茯苓
滋补肝肾的宝贝

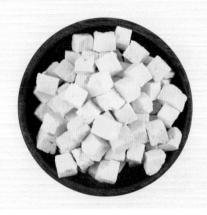

养肾功效

现代医学研究证明，茯苓能健脾胃、安神、滋补肝肾和增强机体免疫力，有较好的利水作用，可以辅助治疗慢性肾小球肾炎。

茯苓中含有茯苓多糖，有抑制作用，能帮助胃排空，调节空腹血糖浓度；还有保护肝脏、抗肿瘤以及对免疫功能进行调节的作用。适合春夏季进行身体的调养。

人群食用须知

尤其适合水肿、尿少、多梦的患者食用。

虚寒滑精、阴虚无湿热的患者不要食用。

这样吃才健康

茯苓不可长期食用，尤其是女性，容易导致痛经、子宫凉等情况的发生。

养肾这样吃

豆蔻茯苓馒头

材料 白豆蔻 10 克，茯苓 30 克，面粉 500 克，发酵粉 7 克。

做法

1. 白豆蔻去壳，烘干研成细粉；茯苓烘干，研成细粉。

2. 将面粉、豆蔻粉、茯苓粉、发酵粉和匀，加水适量，揉成面团，发酵待用。

3. 将面团制成每个重 50 克的馒头坯，上笼蒸 20 分钟即可。

功效 利尿、提高免疫力。

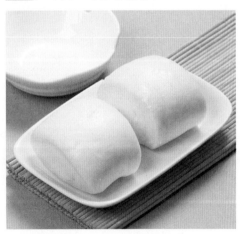

性味归经
性温，味甘；
归脾、心经

推荐用量 每日 15~50 克

芡实

益肾固精

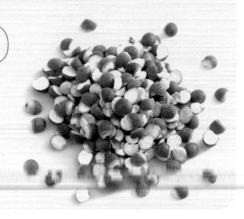

养肾功效

《本草从新》中记载芡实能"补脾固肾，助气涩精。治梦遗滑精，解暑热酒毒，疗带浊泄泻，小便不禁"。因此，芡实可以起到滋补脾肾、固涩精气、祛湿止带的效果。

芡实较莲子有更好的收敛和镇静效果，还有调整脾胃的功能。

人群食用须知

老年人有尿频者宜经常适量食用芡实。

芡实性涩滞气，平时大便干燥的人应慎食。

这样吃才健康

食用芡实时，宜慢火炖熟烂后，细嚼慢咽，长期坚持食用，才能起到补养身体、健脾益胃、固涩添精的效果。

养肾这样吃

淮山薏米芡实汤

材料 猪瘦肉、淮山各 150 克，芡实 30 克，薏米 20 克。

调料 盐 2 克。

做法

1. 薏米和芡实洗净后用清水浸泡 4 小时。
2. 瘦肉洗净切块，焯水撇血沫；淮山去皮，切块。
3. 将浸泡好的薏米、芡实放入砂锅中，倒入适量清水，大火煮开后，放入猪瘦肉和淮山，煮滚后调成小火煮 90 分钟，喝前放盐调味即可。

功效 适用于遗精滑精。

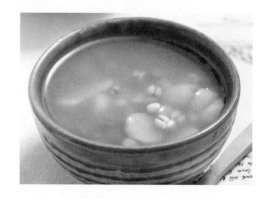

性平，味甘；归肺、脾、肾经

推荐用量 每日 3~5 克（干燕窝）

燕窝

壮阳益气

养肾功效

燕窝主要成分包括水溶性蛋白质、钙、磷、铁、钾等，有改善血液循环、护肤养颜、降低胆固醇、抗疲劳、抗氧化以及强心降压等多种功效。

《本草纲目》称燕窝能益肾气、滋肺气、安胃气，具有壮阳益气、添精补髓等功效，长期食用，可使人精神饱满、精力充沛，更能增加人的体力和体能。

人群食用须知

孕产妇、青少年以及哮喘、睡眠不足的人适合经常适量食用。

体质较寒以及胃肠不好的人不要食用。

这样吃才健康

吃燕窝要少量多次，定期进食，这样才能起到进补的效果。如干燕窝每次适合吃 3 ~ 5 克，即食燕窝每次 20 ~ 30 克。

养肾这样吃

芒果燕窝

材料 芒果半个，枸杞子3粒，燕窝5克。

调料 蜂蜜、牛奶各适量。

做法

1. 干燕窝洗净，清水浸泡 5 小时；芒果去皮、去子、切小粒；枸杞子泡发。

2. 将发好的燕窝沥干水分，放入炖盅中盖好盖子，中火蒸 30 分钟，取出放凉。

3. 将芒果粒放入小碗中，倒入蜂蜜和牛奶搅匀，上面放入燕窝、枸杞子即可。

功效 补血补气。

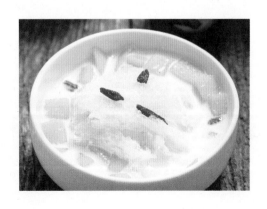

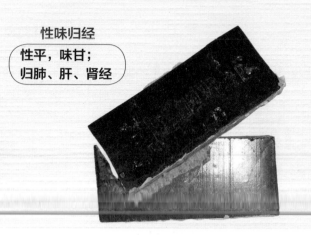

推荐用量 每日 3~9 克

阿胶
缓解肾气不足

养肾功效

阿胶自古就被称作是补血的良药，除此之外，还可以改善女性月经不调、补益气血、美容养颜、强筋补钙、增强记忆力与免疫力等。

阿胶中富含蛋白质、锌等营养素，可以起到滋阴补肾的作用，能更好地改善男子不育、女子不孕等症状，还可防治阳痿早泄、不育、前列腺炎等男性症状。

人群食用须知

血虚萎黄、眩晕、心悸的患者应该适量常食阿胶。

阿胶性滋腻，不易消化，胃肠功能不好及便溏者慎用。

这样吃才健康

1 《神农本草经》记载阿胶"久服轻身益气"，因此阿胶适宜少量且长期坚持食用，才能达到良好的效果。

2 感冒期间不要食用阿胶，不利于病情缓解，可能导致症状加重。

养肾这样吃

阿胶驴肉粥

材料 驴肉、大米各 50 克，阿胶 10 克。

调料 淀粉、酱油、料酒、花椒粉、盐各适量。

做法

1. 驴肉洗净，切细，加入淀粉、酱油、料酒、花椒粉拌匀，备用。

2. 大米淘洗干净，放入锅中煮粥。

3. 待沸后放入驴肉、阿胶，熬煮一会儿，调入盐，再煮沸即可。

功效 补精益血，补虚益损。

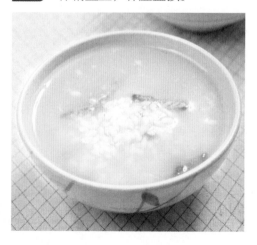

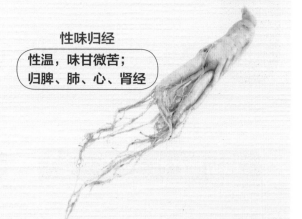

性味归经

性温，味甘微苦；
归脾、肺、心、肾经

推荐用量 每日 1~1.5 克（研成末）

人参
对慢性肾衰竭有益

养肾功效

人参中含有多种氨基酸、B 族维生素以及人参酸和人参醇等营养成分，对神经系统功能、心肌功能、性机能都有很好的调节作用，还可起到利尿、抑癌的作用。

人参的提取物能升高周围血液的红细胞和血红蛋白水平，提高免疫功能，对慢性肾衰竭患者的虚弱症状具有较好的治疗效果。

人群食用须知

适宜身体虚弱、气血不足、气短、贫血以及神经衰弱等患者食用。

感冒发热时不可服用人参，会使病情加重。未发育完全的小孩最好不要服用。

这样吃才健康

1 人参可蒸、煮、含、泡服用，效果都好。

2 人参不可与萝卜同吃，否则影响药效。

养肾这样吃

人参茯苓二米粥

材料 人参 3 克，茯苓 10 克，淮山 30 克，小米、大米各 50 克。

做法

1. 先将人参、茯苓、山药洗净，焙干，研成细粉备用。

2. 将小米、大米洗净，放入砂锅内，加适量水，大火烧沸，加入药粉及适量清水，用小火炖至米烂成粥即可。

功效 利尿、健脾胃。

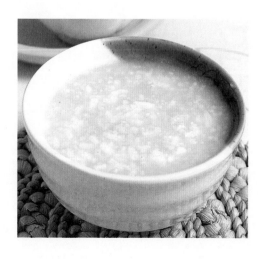

对肾不利的食品有哪些

粗制棉籽油 / 慢性中毒

棉籽油，是用棉花籽榨的油，精炼后，其亚油酸的含量较高，能有效抑制血液中胆固醇的升高。但粗制的棉籽油却对人体健康不利，尤其是肾脏。

粗制棉籽油，即未经充分蒸炒而榨制的棉籽油，色黑，味苦。中医认为，粗制棉籽油有伤精气、伤阳道和衰精冷肾等不良的作用。现代医学研究发现，未经深加工的粗制棉籽油中，含有棉酚成分，是一种细胞毒素和血管神经毒素，它会在人体内蓄积，极易导致人慢性中毒，对人的胃肠和肾脏造成极大的损害。

食用粗制棉籽油可损害男性的生精细胞，导致睾丸萎缩，严重可造成不育。研究发现，成年男子服用棉酚40天，每天60～70毫克，短期内精子全部被杀死，并逐渐从精液中消失。对于女性而言，可导致月经失调、闭经及子宫萎缩。

因此，为了我们的肾脏健康，应杜绝食用粗制棉籽油。

芥蓝 / 损耗气血

芥蓝中含有丰富的胡萝卜素和维生素C，经常食用有降低胆固醇、软化血管、预防心脏病的功效。但是肾不好的人吃芥蓝要适量，不可多食、常食，否则会给健康带来不利影响。《本草求原》中记载，芥蓝"甘辛、冷、耗气损血"。而中医认为芥蓝耗人真气，损害人的肾气，易导致肾动力不足，还可能导致肾虚、腰酸、遗精等，另外，久食芥蓝会抑制人体性激素的分泌，影响人的性欲。

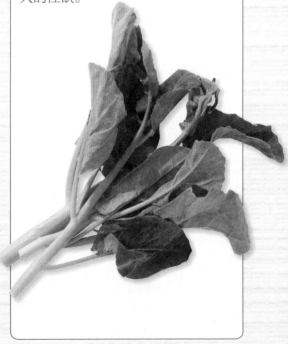

冬瓜 / 高钾血症、肾功能不全者慎用

冬瓜是夏秋的重要蔬菜品种之一，性味甘寒，有清热生津、去暑除烦的作用。常食冬瓜，可以促进排尿，显著减少血清肌酶含量，可用来辅助治疗肾病水肿和心脏病水肿等症。冬瓜配鲤鱼煮汤还能辅助治疗慢性肾小球肾炎。

冬瓜含钾高，肾功能不全，尤其是高钾血症者应慎用冬瓜。此外，冬瓜还会降低肾小球滤过率，对于肾功能不全者，会导致血中尿素氮含量增加。因此，肾功能不全者慎食冬瓜。

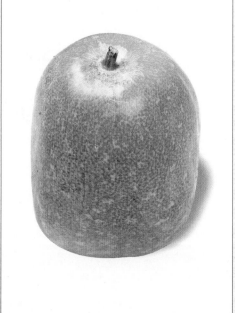

芹菜 / 导致精子数量下降

芹菜，是国人常吃的蔬菜之一，热炒凉拌均可，深受人们的喜爱。芹菜味甘苦，性微寒，常吃芹菜，对高血压、动脉硬化等有很好的预防作用，并有辅助治疗效果。

但芹菜经常被当作一种"助性草"，这种说法事实上是不科学的。

多吃芹菜会抑制男性睾酮的生成，产生杀精作用，导致精子数量下降。对于准备生育的男性朋友，最好不要经常大量食用芹菜，以维护好自己的肾功能和生精能力。

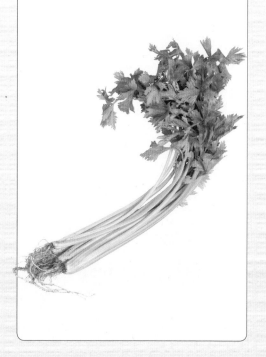

兔肉 / 损伤元阳

中医认为，兔肉性味甘凉，有滋阴凉血、益气润肤、解毒去热的功效。兔肉还富含卵磷脂，可促进大脑发育，有健脑益智的功效。

但需要注意的是，兔肉性凉，多食会损伤元阳，导致肾气不足，进而出现肾功能的降低以及性冷淡等症，有碍于正常的性生活。据《随息居饮食谱》中记载，"兔肉多食损元阳，孕妇及阳虚者尤忌"，而《饮膳正要》也说"不可多食，损阳事，绝血脉，令人萎黄。"因此，为了肾功能的健康，男性朋友不要过多摄入。

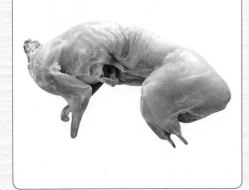

竹笋 / 多食影响性欲

竹笋性寒凉，所含的粗纤维和难溶性草酸钙较多，常食会加重肾的负担，对泌尿系结石患者十分不利。另外，竹笋中大量的草酸会影响人体对钙和锌的吸收利用，过多食用竹笋，会导致机体缺钙、缺锌；而锌对性发育、性功能、生殖细胞的生成有举足轻重的作用，缺锌会导致性欲低下，精子量减少，严重的还会引起勃起功能障碍。

如食用竹笋，烹制前先用大量沸水焯一下，这样可以去除大部分草酸。

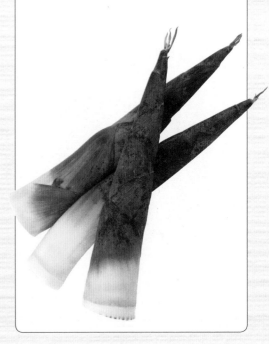

茭白 / 多食损阳气

茭白，也叫茭笋、茭瓜，滋味甜脆、鲜美，也是我国的特产蔬菜之一，被称为江南三大名菜之一（另外两个分别是莼菜和鲈鱼）。中医认为，茭白味甘淡、性凉，有清热利湿、生津止渴、利尿通便、通乳催乳的作用。

但由于茭白中草酸含量较多，导致钙质不容易被人体所吸收，故凡患肾脏疾病、尿路结石或尿中草酸盐类结晶较多的患者，应少食。另外，茭白性凉，过多食用会损伤阳气，导致阳虚症状加重，从而引起性功能降低。脾胃虚寒、肾阳不足的人慎吃茭白。

为了中和茭白的凉性，食用时，最好搭配一些温热类的食物，如可加入姜、葱、花椒等热性配料，以达到冷热均匀、阴阳平衡的效果。

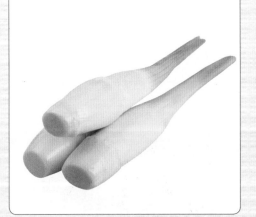

菱角 / 常食易伤精损阳

菱角，又名水菱、水栗，是我国著名的特产之一，皮脆肉美，通常以蒸煮、晒干剁粒食用较多。菱角味甘性凉，可以起到清暑解热、除烦止渴、益气健脾、利尿通乳的作用。而古人认为，多吃菱角还可轻身。

虽然菱角对人体健康有较多益处，但是不能忽略的是，菱角有损性功能。中医认为，菱角有伤精气、伤阳道和衰精冷肾等不良的作用。在《食疗本草》中记载："凡水中之果，此物最发冷气……令人冷藏，损阳，令玉茎消衰。"可以看出菱角对阳气的损害作用。所以，有性功能障碍的人应尽量少食菱角，日常进食也要适量。

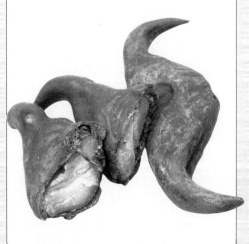

浓茶 / 对肾不利

茶是一种健康的饮品，含有咖啡因、茶碱、蛋白质、维生素、微量元素、鞣酸等物质，有延年益寿、抗老防衰的作用，但浓茶却对健康不利。

茶叶中富含草酸，常喝浓茶可导致高草酸尿，在尿路中易形成草酸钙结石，从而引起肾结石。其次，茶叶中含氟较多，而肾脏是氟的主要排泄器官，常喝浓茶，会加重肾的排泄负荷，导致氟在肾脏的蓄积，影响肾功能。

因此，饮茶要以清淡为好，适量为宜，在享受饮茶乐趣的同时，也能有益于健康。

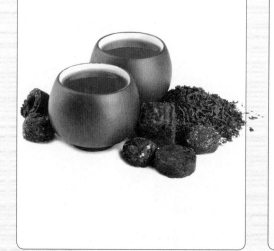

烟酒 / 损害肾功能

众所周知，吸烟有害健康，对肾脏当然也有较大影响。研究表明，烟草中的尼古丁可引起肾小球滤过率增高，加速慢性肾脏疾病恶化。吸烟还会加重糖尿病肾病进展等，对糖尿病患者更是不利。而且，吸烟还会影响生殖健康，吸烟过多，可影响男性勃起功能，甚至导致阳痿和精子突变。女性吸烟过多则会导致内分泌异常，从而出现月经紊乱或无月经、性欲低下、异位妊娠等。吸烟时间越长，对肾脏的损害越大。因此，为了身体和肾脏健康，最好不要吸烟或早日戒烟，这对肾功能和原发病都有很好的改善。

虽说少量饮酒对健康有益，但是大量饮酒和酗酒则有百害而无一利。男性长期大量酗酒，会导致人体血管痉挛、睾丸发育不全甚至萎缩、睾酮生成减少，进而出现性欲减退、阳痿、射精障碍、乳房女性化等。女性长期饮酒过多会出现内分泌紊乱、月经不调、过早闭经或绝经、乳房和外阴等器官萎缩、阴道分泌物减少、性交疼痛甚至性冷淡等。

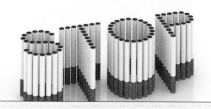

第**3**章

春夏秋冬，四季养肾
怎么吃

春季养肾饮食

为什么春天要养肾

春天万物复苏，各种微生物也不例外，都开始活跃起来。人体在经讨一个冬天的消耗后，免疫力下降，很容易造成病毒和细菌的感染，从而导致体内环境失调，进而影响到肾脏的健康。因此，春季一定要好好养护我们宝贵的肾脏。

春天养肾饮食 4 原则

1. 多吃富含蛋白质、维生素、锌等营养素的食物，以提高机体免疫力。

2. 多吃含水分较多的食物，同时保证每天的饮水量，达到冲洗尿路的目的，这样有利于减少细菌繁殖的机会。

3. 春天肝气生发，肝火旺，肝与肾为"母子"，适当吃桑葚、青苹果等水果可以"滋水涵木"，肝肾同补。

4. 春天是生发的季节，应多吃生发食物，比如豆芽、豌豆苗等。

春季食物选择

谷豆类	蔬果类	肉蛋类
绿豆、小米、黄豆	胡萝卜、番茄、菠菜、土豆、南瓜、苹果、橘子、核桃、韭菜	动物肝脏、猪瘦肉、牛肉、鸡肉

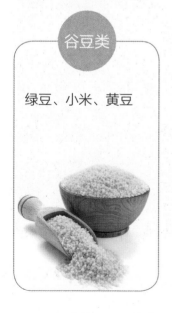
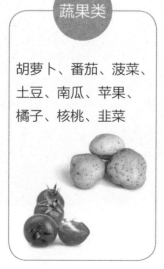
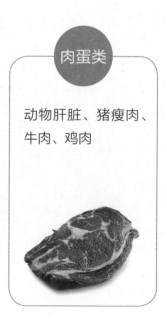

春季养肾一日食谱

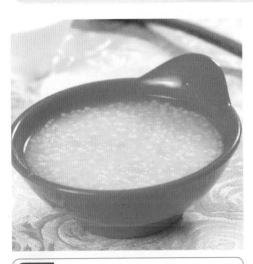

 早餐　小米粥1份+花卷1个+小菜适量

小米粥

材料　小米 80 克。

做法

1. 将小米淘洗干净。
2. 1500 毫升水倒入锅中，烧开，倒入小米，小火熬至小米软烂即可。

功效　小米具有开肠胃、补肾虚的功效，非常适合春季食用。

 烹调小妙招　粥要熬半小时以上，有助于营养成分的析出，另外，在熬的过程中要经常搅拌，以防烟锅。

午餐　米饭1份+葱爆牛肉1份+炒青菜1份+番茄蛋汤1份

葱爆牛肉

材料　瘦牛肉 250 克，葱白 150 克，熟白芝麻少许。

调料　大蒜、姜末、生抽、料酒、盐、香油、淀粉各适量。

做法

1. 牛肉洗净切片，加适量淀粉、生抽、料酒、盐腌制 30 分钟；葱白切段。
2. 锅中倒油烧热，放入葱白、大蒜、姜末爆炒，炒出香味后倒入牛肉，炒至变色。
3. 放盐、料酒、生抽、熟芝麻，翻炒几下，出锅前淋上香油即可。

功效　这道菜有补虚养身、健脾开胃的功效，非常适合春季养肾。

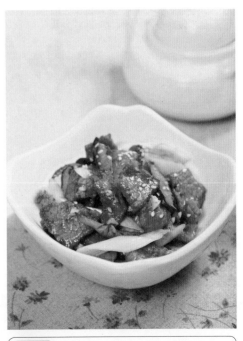

烹调小妙招　炒牛肉时，加入少许米醋，能够使牛肉软化易咀嚼。

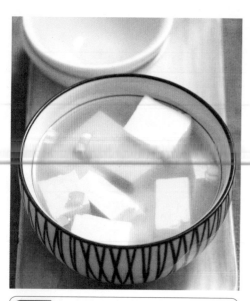

淡豆豉葱白炖豆腐

材料 淡豆豉 10 克，葱白末 15 克，嫩豆腐 500 克。

做法

1. 嫩豆腐用清水冲洗下，切块。
2. 将嫩豆腐放入锅中，加适量水，煮开。
3. 放入淡豆豉、葱白末，用小火煨煮 5 分钟即可。

功效 葱白和豆腐都是春季养肾的佳品，此菜能祛风利尿，对因肾虚所致的眼睑水肿有很好食疗作用。

 烹调小妙招 若在此食谱中加入生姜，有很好的祛寒解表作用，可调理春季多发的风寒感冒。

自我简易中医理疗

手摩耳轮

双手握空拳，拇指和食指顺着耳轮来回地适度摩擦，至耳轮发红发热即可。

经常规律性地做上述动作，能健脑聪耳，强肾健体，还可防治阳痿、腰腿疼、颈椎病和头痛等。

提捏耳尖

用两手的食指和拇指分别捏住耳朵尖部，然后向上用提拉和揉捏的方法按摩耳尖至耳朵的局部变红即可。

此方法能清脑、明目、养肾，非常适合高血压、失眠以及咽喉炎的患者来做。

提拉耳垂

双手的食指分别放在两耳的耳屏内侧，然后用食指和拇指由内向外、由轻到重地提拉对耳屏和耳垂，以不疼为限。

此法能防治头痛、神经衰弱以及耳鸣等症。

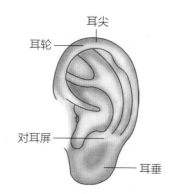

夏季养肾饮食

为什么夏季要养肾

夏季炎热，人体的新陈代谢也较其他季节旺盛，血液流通较快，人皮肤的毛孔随着气温升高全部都舒展开来，这时身体如果遇到寒凉邪气就会损伤肾的阳气。夏季为了降热，人们往往经常吃冰凉的东西，加上其他（诸如经常空调不断）的防暑措施，很容易导致肾阳受损，因此，夏季一定要好好注意保持阳气。

夏季养肾饮食 4 原则

1.饮食宜清淡，多食富含维生素的蔬菜、水果。

2.营养要均衡，夏季漫长，人食欲差，吃的食物少、营养消耗大，要注意营养补充。

3.可以多食一些具有防暑作用的食物代替冷饮，如绿豆汤、金银花茶等。

4.多喝水，夏季除要保证身体的基本水分需求，还要补充汗液流失的水分，不能等到口渴了才喝水。

夏季食物选择

谷豆类

绿豆、薏米

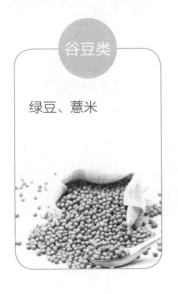

蔬果类

芥菜、苋菜、荔枝、杨梅、桃子、红枣、豆腐、金银花等

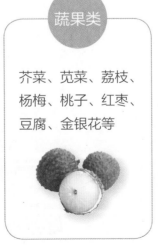

肉蛋类

虾、猪肉、牛肉、鸡蛋

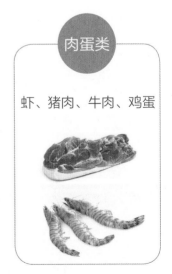

夏季养肾一日食谱

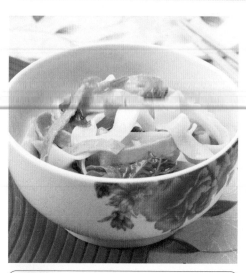

午餐 馒头1份，鱼头豆腐汤1份，韭菜炒鸡蛋1份

鱼头豆腐汤

材料 胖头鱼鱼头1个（约500克），豆腐300克。

调料 黄酒、盐、葱段、姜片、胡椒粉各适量。

做法

1. 豆腐洗净，切厚片，放入沸水中焯3分钟，沥干备用。

2. 胖头鱼鱼头去鳞、鳃，洗净，抹上黄酒、盐，腌渍10分钟。

3. 锅内倒油烧热，爆香葱段、姜片，将鱼头两面煎黄，加水，加盖煮5分钟，放入豆腐片，加盐调味后装入碗中，撒上胡椒粉即可。

早餐 苋菜鸡蛋拌面1份，小菜适量，坚果15克

苋菜鸡蛋拌面

材料 苋菜（绿）100克，鸡蛋1个，手擀面（湿）100克。

调料 盐、胡椒粉各适量。

做法

1. 苋菜择洗净、撕开；鸡蛋打入碗中。

2. 锅烧热，放少量油，倒入蛋液摊成薄蛋饼，出锅凉凉后切成丝备用。

3. 锅内倒油，烧至七成热，放入苋菜煸炒片刻后撒入蛋丝，加适量盐和胡椒粉调味。

4. 手擀面用清水煮熟，过凉白开，滤水，盛出。

5. 炒好的苋菜蛋皮倒入面条中，拌匀即可。

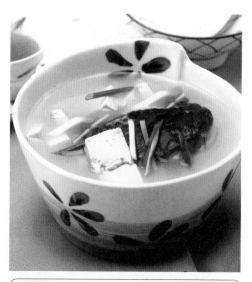

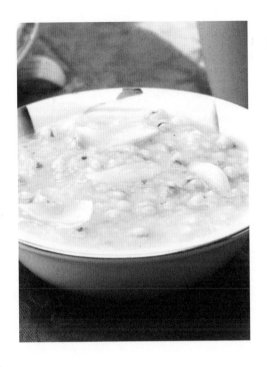

薏米百合粥

材料 薏米、新鲜百合各50克，大米100克。

调料 白糖适量。

做法

1. 薏米淘洗干净，泡4小时；百合剥开成瓣，撕去筋络，洗净；大米淘洗干净。

2. 锅内倒清水烧沸，放入薏米煮20分钟后，放入大米再煮20分钟，最后放百合煮至粥稠，出锅前用白糖调味即可。

功效 此粥有健脾益胃、补肺清热、宁心安神、美容养颜的功效。

自我简易中医理疗

单膝跪地

单膝跪地，另一腿站立，上身挺直，腰部放松，慢慢向后用力。

坚持下去，此方法能起到壮腰强肾的效果。

仰卧

身体平躺，双腿同时弯曲，双脚脚心相对，然后双手的手心向内，放在同侧大腿的两侧。

此方法能放松身体，充阳气、补肾气。

扩胸

站立，双臂抬起，双肘呈半屈的状态，双手握拳，手心向下，抬头挺胸，双臂向后慢慢地用力伸展，最后复原。

此方法能预防颈椎病，增强肾功能，缓解肌肉疲劳。

提肛

身体站直，收腹，在慢慢呼气的同时，向上提肛门，尽量将肺内的空气呼出，然后屏气，同时保持提肛状态。然后让身体自然放松，慢慢将空气吸进肺内。

此方法对肾结石有很好的缓解和辅助治疗效果。

秋季养肾饮食

为什么秋天要养肾

秋季在五行中对应的是金，而金生水，肾的属性就是水，因此，秋季对补肾养肾来说是非常重要的季节。如果在秋季能够合理地对肾进行养护和补益，无疑是大有裨益的。

秋天养肾饮食 4 原则

1. 秋季气候干燥，燥气容易伤肺肾可多吃一些滋阴润燥的食物，如雪梨、鸭肉、枇杷等。

2. 不要吃辛辣刺激的食物，如辣椒、芥末等，会导致人体津液消耗。

3. 多食一些鱼肉、禽蛋等，能够滋补强身、固精护肾。

4. 秋分前不要吃过于油腻的食物，秋分过后要适当增加有温补作用的食物。

秋季食物选择

谷豆类

黑米、燕麦、黑芝麻

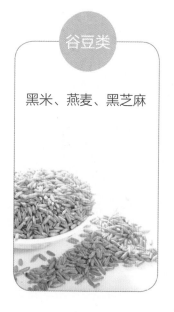

蔬果类

山药、木耳、银耳、荸荠、雪梨、板栗、核桃等

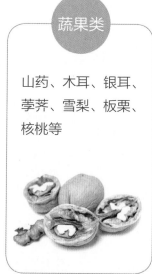

肉蛋类

乌鸡、鱼、鸡蛋

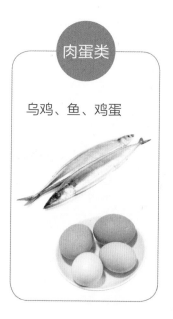

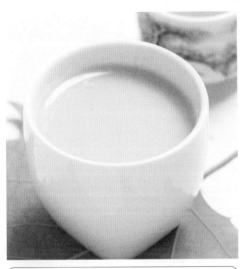

早餐 板栗燕麦豆浆1份，全麦面包1份，花生米15粒，水果1份

板栗燕麦豆浆

材料 黄豆60克，熟板栗50克，燕麦片20克。

调料 蜂蜜适量。

做法

1. 黄豆洗净，用清水浸泡8~12小时；熟板栗去壳、皮，切小块。

2. 全部食材倒入全自动豆浆机中，加适量水按下"豆浆"键，煮好后过滤倒入杯中，加入适量蜂蜜即可。

烹调小妙招 板栗去壳后放入开水中浸泡一会儿，用筷子搅拌即可去掉板栗的外皮。

午餐 米饭1份，党参桂圆煲乌鸡，蒜香海带丝1份

党参桂圆煲乌鸡

材料 乌鸡200克，党参5克，枸杞子、桂圆肉各10克。

调料 姜片、盐各3克。

做法

1. 乌鸡收拾干净，切块，用沸水略烫煮；党参洗净，切段。

2. 锅煲中放入鸡块、党参、姜片、枸杞子、桂圆肉，加适量清水隔水蒸2小时，调入盐即可。

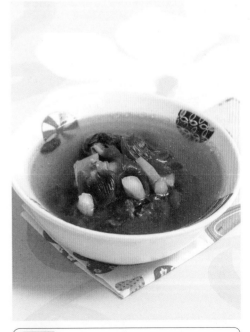

烹调小妙招 用砂锅小火慢炖最好。

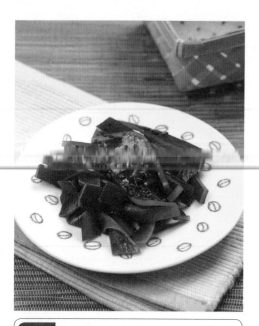

蒜香海带条

材料 水发海带100克，大蒜3瓣，熟黑芝麻5克。

调料 姜片5克，盐2克，香油少许，酱油、醋各8克。

做法

1. 将大蒜和姜片分别捣成泥，备用；海带洗净后过滚水氽烫，沥干水分，切成条状。

2. 在海带丝中倒入蒜泥和姜泥，再放上酱油、醋、香油、盐和熟黑芝麻搅拌均匀即可。

烹调小妙招 由于海带本身含有盐分，加盐时要注意不要过量。

晚餐 脆炒三文鱼1份，馒头1份，鸡蛋羹1份，木耳炒白菜1份

脆炒三文鱼

材料 三文鱼肉500克，山药100克，香菇25克。

调料 水淀粉、蛋清、葱丝、姜丝、盐各适量。

做法

1. 将三文鱼肉洗净，切成丁，放入蛋清、水淀粉上浆；将山药洗净，切丁；香菇洗净，去蒂，切丁。

2. 用油滑炒三文鱼，待鱼肉变色，盛出。

3. 锅内放少许油，放入葱丝、姜丝炒香，放入山药丁和香菇丁炒熟，加炒好的三文鱼，最后加盐调味即可。

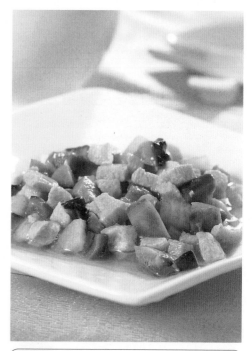

烹调小妙招 鱼肉的水分要吸掉，这样才更容易炸脆，口感也更好。

自我简易中医理疗

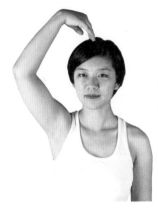

敲头皮法

除拇指外，四指并拢，用手指敲头皮，由前向后、由中间向两侧反复敲打 36 下。

该方法可疏通经络、补肾益腰，可防治过早白发、脱发。

叩牙固齿法

上下排牙齿相互轻叩，不必太用力，但牙齿互叩时须发出声响，做 36 下。

该方法可充盈肾气，有益齿根气血通畅，延缓牙齿脱落。

搓腰眼法

两手搓热后紧按腰部，上下用力搓 30 次。

腰为肾之府，搓擦腰眼可疏通筋脉，增强肾功能。

荡腿法

端坐，双腿自然下垂，缓缓左右转动身体 3 次，然后双脚悬空，前后摆动 10 次左右。

该方法可活动腰、膝，有很好的益肾强腰功效。

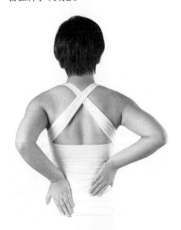

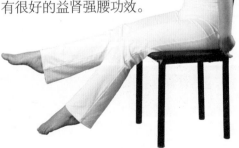

冬季养肾饮食

为什么冬季要养肾

冬季气候寒冷，自然界阳藏，人体的阳气也潜藏，避闭塞，是对肾进行补养的最佳时节，一来能够保证人体健康顺利地度过隆冬季节，二来也能为来年的阳气"复苏"提供足够的储备。而且，冬季的寒邪易伤肾阳，因此在冬季要格外注意养肾，避免阳气受损。

冬季养肾饮食 4 原则

1. 多吃一些温补性的食物，慎食性寒凉的食物。

2. 摄入充足的蛋白质、维生素、矿物质和适量的脂肪。多吃一些富含钙、铁、碘的食物，能够提高机体的御寒能力，如蛋黄、牡蛎等。

3. 适当增加一些热量较高的食物，补充身体所消耗的能量。

4. 冬季肾的功能较旺，适当吃咸味食物可以保护肾气，譬如海虾、海带、紫菜等。冬天又比较寒冷，肾怕寒冷，可吃羊肉、牛肉、桂圆、红枣等食物御寒暖肾。

冬季食物选择

谷豆类

黑芝麻、黑米、黑豆、豆腐

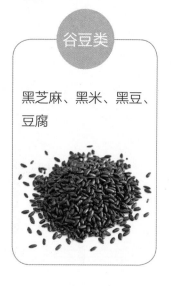

蔬果类

紫菜、木耳、胡萝卜、红枣、橘子等

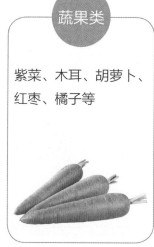

肉蛋类

甲鱼、鲈鱼、鳝鱼、乌鸡、猪血、羊肉、羊肝、鸡蛋

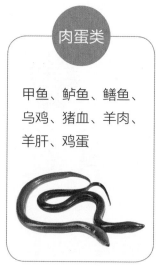

冬季养肾一日食谱

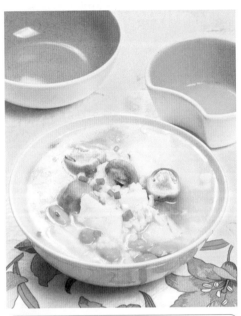

 早餐 鸡蛋1个，草菇鱼片粥1碗，小菜适量，花卷1个

草菇鱼片粥

材料 鳕鱼100克，草菇50克，青豆20克，大米150克。

调料 鲜汤1000毫升，盐4克，香油、葱末、姜末各适量。

做法

1. 鳕鱼洗净，切片；草菇焯一下，捞出；青豆煮熟；大米淘洗干净。
2. 将大米和鲜汤及适量清水用大火烧开，煮粥。
3. 粥中下入姜末、草菇略煮一下，再下入鳕鱼片煮熟，下入熟青豆，加盐、香油调味，最后撒上葱末即可出锅。

 烹调小妙招 板栗去壳后放入开水中浸泡一会儿，用筷子搅拌即可去掉板栗的外皮。

午餐 馒头2个，木瓜炖羊肉1份，木耳炒圆白菜适量

木瓜炖羊肉

材料 木瓜、羊肉、白萝卜各200克。

调料 料酒、姜片、葱段、盐、胡椒粉、香菜末各适量。

做法

1. 将木瓜洗净，去皮切片；羊肉洗净，切块；白萝卜去皮，切块。
2. 锅置火上，加适量水，放入木瓜片、白萝卜块、羊肉块、料酒、姜片、葱段，用大火煮沸，再用小火炖煮35分钟，出锅前加入盐、胡椒粉、香菜末即可。

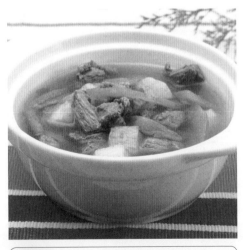

烹调小妙招 煮汤时，最好选择带骨的羊肉，这样熬出来的汤更有营养；熬汤时，要撇掉浮沫。

鳝鱼小米粥

材料 小米100克，鳝鱼150克。

调料 盐4克，姜丝、葱花各少许。

做法

1. 小米淘洗干净；鳝鱼去头和内脏，洗净，切段。
2. 锅置火上，加适量清水煮沸，放入小米煮约15分钟，放入鳝鱼段、姜丝，转小火熬至粥黏稠，加盐、葱花调味。

功效 小米有滋阴补血、益肾壮阳的作用；鳝鱼富含DHA、卵磷脂等，可补脑健身、滋补肝肾，两者一起食用，具有补血健身、滋补肝肾的功效。

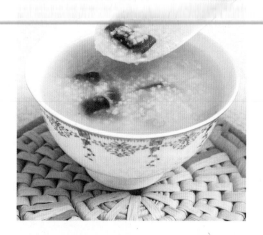

自我简易中医理疗

推按腰背

被按者取俯卧位，实施按摩的人沉肩、伸臂，双手交叉横放在被按者脊柱的两侧，反方向用力推按，同时由上至下移动，顺序推按。实施按摩的人可根据实际情况适当增加力度。

此方法能起到通经活络、补肾益气以及和血理气的功效。

提拿夹脊

被按者取俯卧位，实施按摩者用一只手的拇指与食指对合，用力提拿夹脊，同时上下移动。在移动过程中提拿，自上而下或由右往左进行。

此方法有通调腹脏、调和气血、疏通经络、补肾健脾的作用。

双拇点肾

被按者取俯卧位，实施按摩者双手拇指伸直，其他手指微屈，拇指指端置于被按者的左右肾俞穴，同时用力对点两侧肾俞穴。点按以局部酸胀为宜。

此方法有调补肾气、强腰壮肾的效果。

第**4**章

男女老少，不同人群
的饮食养肾法

男人养肾饮食方：
"性福"生活有保证

男人为什么要养肾

对男人来说，肾像一根支柱，拥有健康的肾，才能保持精力旺盛，强健的体魄。而且肾的健康还和男人的性功能紧密相连，肾健康才能保证良好的性生活，生育能力才会好，所以肾健康与否对孕育下一代也起着举足轻重的作用。因此，男人一定要注意养肾。

男人肾虚的表现

肾阳虚的表现有四肢发冷、畏寒、腰膝酸痛、头晕目眩、精神萎靡、面色发白或黧黑、舌淡胖、舌苔白、脉沉弱，有时可出现阳痿早泄、小便淋漓不尽、大便久泄不止等"寒"的症状。

肾阴虚的表现为腰酸、燥热、盗汗虚汗、头晕耳鸣、心烦咽干、咽干颧红、溲黄便干、舌红少津、脉细数等"热"的症状。

男人如何预防肾虚

日常可以多吃一些含铁或者蛋白质丰富的食品。要适当运动，特别是腰部的运动，帮助强肾健体，补充肾动力，但强度要适宜，以促进血液循环为主，散步、慢跑、在鹅卵石上赤足行走等，都对肾有很好的调节作用。另外，还要适度地安排性生活的时间与频率，并避免用脑过度。

男人肾虚的调养食物

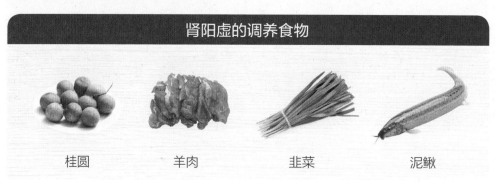

肾阳虚的调养食物

桂圆　　　　羊肉　　　　韭菜　　　　泥鳅

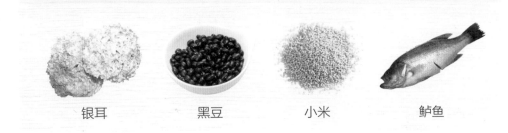

肾阴虚的调养食物

银耳　　　　黑豆　　　　小米　　　　鲈鱼

男人肾虚的饮食原则

　　肾虚的男性应多吃些鱼、虾、牡蛎、韭菜等富含优质蛋白质和锌的食物，对肾有很好的补养作用，其中甲鱼是很好的补肾食材。

　　肾虚的男性在冬季，应该多吃一些温热的，能够温补肾阳的食物，并适当多吃些营养丰富、热量高且易于消化的食物，如羊肉、大枣、板栗等，能帮助身体抵御寒邪。

自我简易中医理疗

按摩气海穴、肾腧穴

　　双手手指分别依顺时针和逆时针方向反复轻轻按摩气海穴和肾腧穴。气海穴位于下腹部前正中线上，脐下 1.5 寸；肾腧穴在后背第二腰椎棘突旁 1.5 寸处。

点按双腿三阴交穴

　　轮流点按双腿的三阴交穴，同时有规律的做收腹和提肛的动作，每天 2 次，每次 30 分钟。

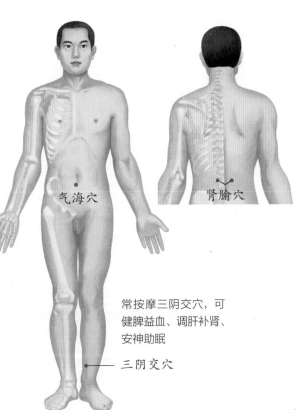

气海穴

肾腧穴

常按摩三阴交穴，可健脾益血、调肝补肾、安神助眠

—— 三阴交穴

男性补肾食疗方

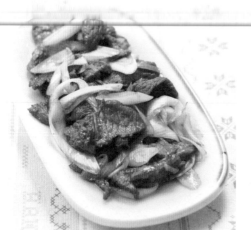

葱爆羊肉

材料 羊后腿肉200克，大葱2根，大
蒜 ▯▯▯▯

调料 料酒、酱油、糖、白胡椒粉、盐
各适量。

做法

1. 大葱洗净，留葱白部位切小段；大蒜
   剥皮洗净，用刀背拍碎。
2. 将羊肉洗净，切成薄片，放入料酒、
   酱油、糖和白胡椒粉腌渍10分钟。
3. 锅内倒油烧至八成热，倒入羊肉片，
   快速翻炒至变色，放入葱段，倒入蒜
   碎、盐，翻炒均匀即可。

功效 这道菜可改善肾阳不足、补充
热量、改善怕冷的症状。

韭菜烧猪血

材料 韭菜100克，猪血100克。
调料 花椒粉、盐各适量。

做法

1. 韭菜择洗干净，切段；猪血洗净，
   切块。
2. 炒锅倒入油烧至七成热，撒入花椒粉
   炒出香味，倒入猪血块翻炒，加适量
   水炖8分钟，最后放韭菜段炒熟；加
   盐调味即可。

功效 这道菜能驱寒祛湿、补肾健脾。

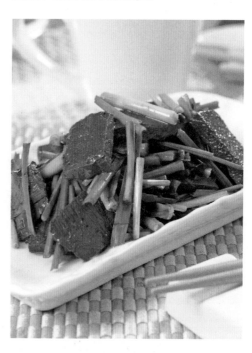

双耳炝苦瓜

材料 水发木耳 50 克, 干银耳 10 克, 苦瓜 200 克。

调料 葱花、盐各适量。

做法

1. 干银耳用清水泡发; 泡发的银耳和木耳择洗干净, 撕成小朵, 入沸水中焯熟, 捞出备用; 苦瓜洗净, 去蒂除子, 切条; 取盘, 放入木耳、银耳和苦瓜条, 加盐搅拌均匀。

2. 炒锅烧热, 倒入适量植物油, 待油烧至七成热, 放入葱花炒出香味, 关火, 将热油淋在原料上拌匀即可。

功效 木耳有益肾、防治肾结石的功能; 苦瓜主排泄, 能利水, 再搭配银耳, 能起到利水益肾、防治泌尿系统结石等作用。

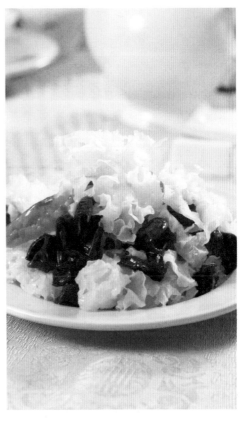

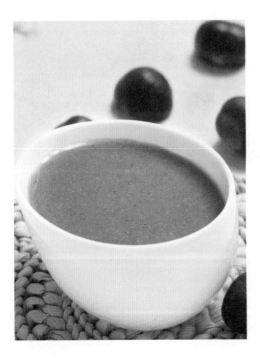

芝麻板栗糊

材料 熟板栗 100 克, 熟黑芝麻 50 克。

做法

1. 熟板栗去壳、皮, 切小块。

2. 将全部食材倒入全自动豆浆机中, 加适量水, 按下"米糊"开关, 煮至豆浆机提示做好即可。

功效 此款饮品有补肾强肝的作用, 对肝肾不足所致的脱发、须发早白有很好的效果。

女人养肾饮食方：
面色红润，神清气爽

女人为什么要养肾

肾是女人美丽与健康的发源地，肾可以说是女性的宝贝，特别是在怀孕的时候，短短40周，肾起到的作用至关重要。而且如果不重视肾的养护，女人就会衰老得特别快。只有保护好肾，女人看起来才更年轻！

女人肾虚的表现

肾阳虚表现为怕冷、手足冰冷、腰膝酸软、面色发白或黝黑、精神不振、身体浮肿、腹泻、白带清稀、不孕、性欲低下等症状。

肾阴虚表现为皮肤燥痒、失眠多梦、腰膝酸软、手足心热、潮热盗汗、头晕耳鸣、脱发、黑眼圈、便秘、月经不调甚至闭经等症状。

女人如何预防肾虚

女性跟男性比较，先天阳气较弱，除了做到劳逸结合、均衡饮食，要注意保暖，平时多参与休闲活动，减轻精神压力，释放不良情绪。还可以做一些简单的按摩和体操，也能帮助女性朋友起到护肾健肾的功效。

女人肾虚的调养食物

肾阳虚的调养食物			
虾	羊肉	韭菜	核桃

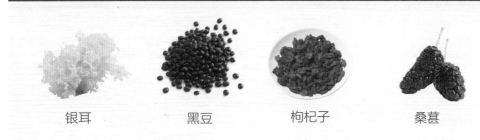

肾阴虚的调养食物

银耳　　　　黑豆　　　　枸杞子　　　　桑葚

女人肾虚的饮食原则

　　肾阳虚的女性，适宜吃性温散寒、热量高且营养丰富的食品，平时要慎吃各种冷饮和生冷瓜果。

　　肾阴虚的女性，适宜吃甘凉滋润、生津养阴的食品，比如新鲜蔬果和其他富含膳食纤维、维生素的食物，少吃辛辣刺激、煎炸炒爆、脂肪和碳水化合物含量过高的食物。

自我简易中医理疗

自我按摩腰部

　　两手掌对搓，至手心热后，分别放至腰部两侧，手掌朝向皮肤，上下按摩腰部，至有热感为止。早晚各一次，每次约 200 下。

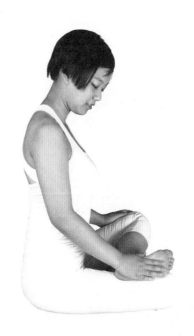

搓脚心

　　两手对掌搓热后，以左手搓右脚心，以右手搓左脚心，早晚各 1 次，每次搓 300 下。

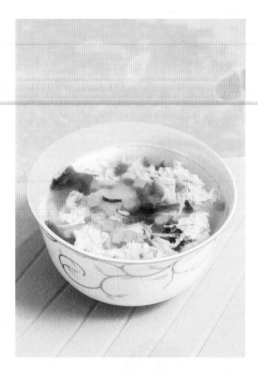

紫菜虾皮蛋花汤

材料 紫菜、虾皮各 10 克，鸡蛋 1 个。

调料 葱花，香油，盐各适量。

做法

1. 将紫菜撕碎，与虾皮放入碗中；鸡蛋磕入另一个碗中打散搅匀。

2. 锅置火上，倒植物油烧热，加入葱花炝香，倒适量水烧开，淋入鸡蛋液。

3. 待蛋花浮起时，加盐、香油调味起锅，将汤倒入放紫菜和虾皮的碗中即可。

功效 此汤有滋阴养肾、润发生肌、降压抗癌的良好效果。

桃仁芝麻糊

材料 核桃仁 30 克，黑芝麻 50 克，杏仁 8 克，薏米 25 克。

材料 冰糖 30 克。

做法

1. 薏米淘洗干净，用清水浸泡 3 ~ 4 小时。

2. 将核桃仁、黑芝麻、杏仁、薏米放入砂锅内，加适量清水，小火煎煮 2 小时，出锅前加冰糖调味即可。

功效 此饮品有改善因肾气虚损引起的"黑眼圈"的作用。

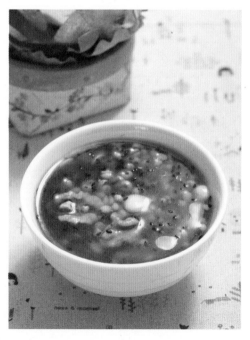

老人饮食养肾方：身轻体健寿命长

老年人为什么要养肾

随着年龄的增长，肾会逐渐虚弱，老年人便会出现许多健康问题，腰酸背痛、听力减退、头发变白等，这些都与肾虚有直接的关系。因此，补肾、养肾就显得格外重要，它能帮助老年人延缓衰老，维护身体健康，减少疾病的发生。

老年人肾虚的表现

肾阳虚表现为腰膝酸痛、手脚冰凉、阳痿、尿频、面色发白、畏寒怕冷、自汗、小便清长、大便溏薄等。

肾阴虚表现为腰膝酸软、头晕、失眠心烦、易脱发或头发早白，还容易较早的出现耳鸣耳背、牙齿松动、眼花、记忆力下降等衰老症状。

老年人如何预防肾虚

老年人机体代谢下降、全身脏器逐渐衰退，肾脏也不例外，为了防止肾虚，老年人日常要调理好自己的饮食，避免食用给肾带来较大负担的食物，口味宜清淡；多喝水，促进代谢废物的排泄；预防尿路感染和感冒，同时养成良好的生活习惯，定期进行体检。

老年人肾虚的调养食物

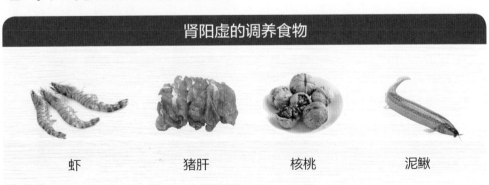

肾阳虚的调养食物

| 虾 | 猪肝 | 核桃 | 泥鳅 |

肾阴虚的调养食物

| 阿胶 | 桑葚 | 枸杞子 | 鲈鱼 |

老年人肾虚的饮食原则

肾虚的老年人，适宜吃富含蛋白质、维生素、锌等营养素的食物，如鱼肉、韭菜、虾等，能补充营养、温肾填精，且易消化吸收。

老年人肾虚多是肾阳虚，在日常饮食中，宜吃些温性、热性的食物，其具有温补肾阳作用，可以提高机体的耐寒能力，如羊肉、鸡肉、大蒜、洋葱、桂圆等。

自我简易中医理疗

自我拍打肩井、肾腧穴

站立，调好呼吸。右手手掌空心拍打左肩井穴，左手手背拍打双侧肾腧穴；然后交换左右手位置。每天重复12次，力度要适中。

做大雁功

站立，两脚分开与肩同宽，两手臂于身体前方打开45度，五指并拢，手心向下。口唇稍闭，用舌头轻轻抵上颚，同时，眼睛平视前方，然后吸气，像大雁展翅那样，将两手臂侧平举与头成45度，然后呼气，手臂还原。

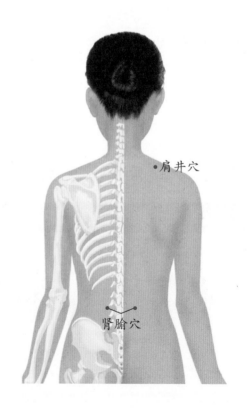

肩井穴

肾腧穴

老年人补肾食疗方

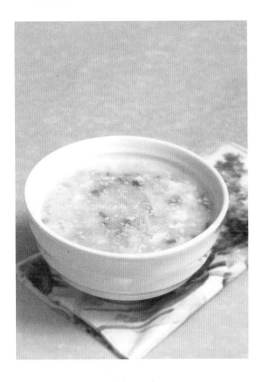

黄瓜虾仁羹

材料 黄瓜、虾仁各100克，豆腐200克，鸡蛋1个，熟芝麻少许。

调料 盐4克，白糖2克，葱末、料酒、香油、淀粉、高汤各适量。

做法

1. 鸡蛋打散成蛋液；虾仁洗净，剁碎，加料酒、葱末、白糖、香油、盐拌匀；豆腐洗净，捣碎，加盐、淀粉、鸡蛋液拌匀；黄瓜洗净，切粒。

2. 锅内加入适量高汤，煮开后放入豆腐碎、虾仁蓉和黄瓜粒，煮至汤浓稠，撒入盐、熟芝麻即可。

功效 此羹能补肾、健脾、利尿，适用于肾阳虚的肥胖患者食用。

清蒸鲈鱼

材料 鲈鱼1条（约500克）。

调料 姜丝、红甜椒丝、香菜段各20克、料酒、生抽各10克，盐少许。

做法

1. 鲈鱼去内脏、鱼鳃、鳞，洗净，划几刀。

2. 在鱼身两面抹上少许料酒和盐，腌20分钟，铺上葱段和姜丝放入盘子中，入开水锅中大火蒸10~15分钟，去水。

3. 炒锅置火上倒油烧热，加姜丝、红甜椒丝爆香，淋入生抽小火烧开，淋在鱼身上即可。

功效 这道菜适合因肾虚导致的体型消瘦、夜间盗汗者食用。

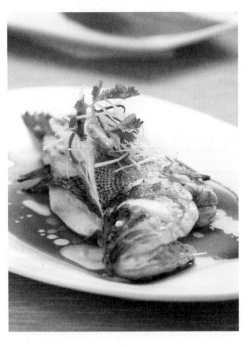

孩子饮食养肾方：
全面健康地成长

儿童为什么要养肾

中医认为肾为先天之本，且肾藏精，主生长、发育与生殖，可见一个健康的肾对孩子的生长发育起着很重要的作用。另外，养护好肾对孩子的新陈代谢、免疫力等，都会产生积极的影响。

儿童肾虚的表现

五迟五软是小儿生长发育障碍的常见病症，也是肾阳虚的典型症状。五迟是指立迟、行迟、语迟、发迟、齿迟；五软是指头项软、口软、手软、足软、肌肉软。中医认为，五迟五软主要是由于小儿肝肾不足，不能荣养筋骨，使筋骨牙齿不能按期生长发育所致。

肾阴虚的孩子，常口唇干燥、口渴喜饮水，常感头晕、手足心热、睡眠不好、梦呓、磨牙以及大便干燥、小便赤黄等，有的孩子可能伴有低热、舌头发红、舌苔少等。

儿童如何预防肾虚

儿童处于身体生长发育的阶段，各个脏器都发育不很完全，肾也是一样，平时要保证其均衡全面的营养，注意防寒；多让孩子参加一些户外活动，不要给孩子太大的压力。另外，还应让孩子养成良好的生活习惯和规律的作息，这对孩子的肾健康有很好的作用，能很好地预防肾虚。

儿童肾虚的调养食物

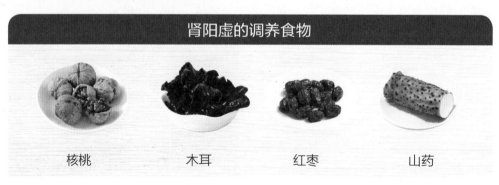

肾阳虚的调养食物

| 核桃 | 木耳 | 红枣 | 山药 |

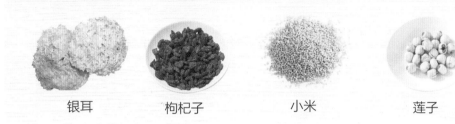

肾阴虚的调养食物

银耳　　　枸杞子　　　小米　　　莲子

儿童肾虚的饮食原则

添加一些补益肾的食物，韭菜、核桃仁、木耳、鸡鸭肉、银耳、山药、牛奶等都是不错的选择，还能适度地促进小儿的生长发育。

根据孩子的表现，可以选择添加缓解肾虚症状的食物。如孩子出现便秘、大便干燥，可以适当让孩子吃一些有利于肠胃蠕动的补肾食物，如红薯等；当孩子睡眠受影响时，适当吃一些具有安神养心的食物，如莲子等。

自我简易中医理疗

按摩腹部

仰卧，右手五指并拢，以肚脐为中心，顺时针旋转按摩 100 圈，注意由中心向周围扩大，由慢至快，由轻到重。换左手再按 100 圈，双手轮流按摩 15 分钟，至腹部有温热感为宜。

按揉气海、关元穴

孩子仰卧，家长用右手的手掌心按揉气海、关元两穴 5 分钟，然后，用拇指点揉中极穴 1 分钟，最后按揉肾腧、命门穴各 1 分钟。这样按摩对孩子因肾虚导致的遗尿有很好功效。

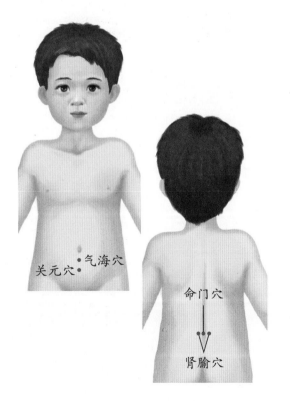

关元穴　气海穴

命门穴

肾腧穴

儿童补肾食疗方

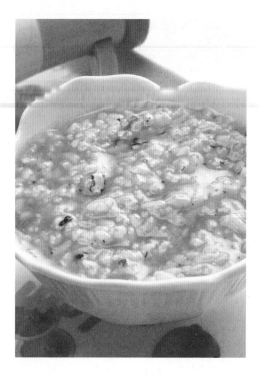

核桃莲子山药羹

材料 核桃仁、去芯莲子各15克，黑豆
粉、山药粉各00克，大米50克。

调料 冰糖适量。

做法

1. 将核桃仁、莲子分别洗净，研成末；
大米洗净。

2. 锅内加适量水，放入核桃仁粉、莲子
粉、黑豆粉、山药粉和大米，大火煮
沸，小火煨煮至熟，然后加冰糖调
味，熬煮2分钟即可。

功效 此粥有益肾气、健脾肺的作用，
适合出虚汗、面色苍白、易感冒、消化
不好的儿童食用。

姜枣橘子汁

材料 橘子200克，红枣50克。

调料 姜10克。

做法

1. 橘子去皮，去子，切成小块；红枣洗
净，切开，去核；姜洗净，切碎。

2. 将上述材料放入果汁机中，加适量温
水打汁。

功效 橘子和红枣富含维生素C，红
枣有补血的作用；姜性温，可以暖身驱
寒。这款饮品对孩子因肾虚出现的畏寒
怕冷情况有很好的调理作用。

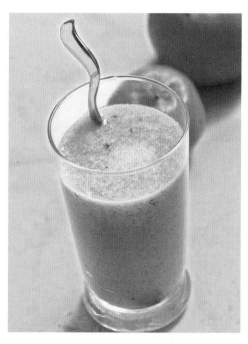

第**5**章

不同情况的养肾饮食方案

肾虚常见的
种类及症状

主要表现症状
四肢冰冷、腰膝寒冷酸痛、夜尿频多；男性阳痿、女子不孕或闭经

肾阳虚

主要表现症状
耳鸣眩晕、咽干口燥、失眠多梦、健忘；男性遗精早泄，女性月经量少或闭经

肾阴虚

主要表现症状
行走不稳、头晕目眩、失眠健忘

肾虚眩晕

主要表现症状
腰部有隐痛感，活动后疼痛减轻，同时伴有腰膝酸软

肾虚腰痛

主要表现症状
耳鸣如汽笛声或蝉声；有时突然耳朵听不到声音，伴有头晕目眩感

肾虚耳鸣、耳聋

主要表现症状
咳嗽声音低、发作频率高、迁延难愈，咳嗽时伴有腰部牵扯痛

肾虚咳喘

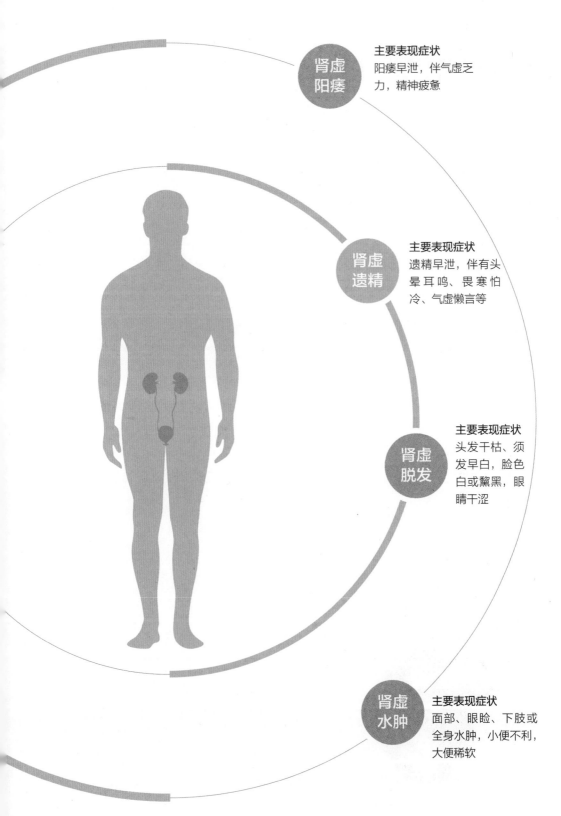

肾虚
阳痿

主要表现症状
阳痿早泄，伴气虚乏
力，精神疲惫

肾虚
遗精

主要表现症状
遗精早泄，伴有头
晕耳鸣、畏寒怕
冷、气虚懒言等

肾虚
脱发

主要表现症状
头发干枯、须
发早白，脸色
白或黧黑，眼
睛干涩

肾虚
水肿

主要表现症状
面部、眼睑、下肢或
全身水肿，小便不利，
大便稀软

让手脚不再冰凉

适用人群	肾阳虚者
肾阳虚的表现	怕冷、精神不振、四肢发凉、腰膝酸痛、小便清长、夜尿频多、女子不孕或闭经等
适用病症	自汗、风寒感冒、健忘、遗精、阳痿、早泄、宫寒痛经等

肾阳虚的饮食原则

1 可以多吃一些富含蛋白质和锌的食物，比如鸽肉、羊肉、韭菜等。

2 尽量少饮酒，以免加重肾负担。

3 饮食应以清淡为主，选择好消化的食物。

4 不要忘记吃早餐，这样可以保证热量的供给，维持精力旺盛。

肾阳虚的调养食物

芡实、板栗、羊肉、鸡肉、猪肚、贻贝、韭菜、桂圆、虾等。

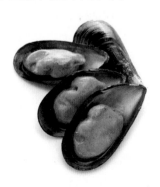

自我简易中医理疗

深搓强肾穴

取站立位，双手掌根部反复搓摩背部肾腧穴（第2腰椎棘突下旁开1.5寸处）2分钟。搓摩力度以局部皮肤微红、有温热感为佳。

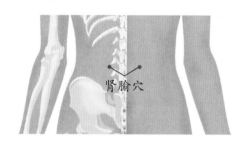

肾腧穴

双掌推腹法

取仰卧位，两手重叠，沿腹中线从上腹向下推摩至下腹部，重复20次。然后两手分别从两侧肋弓下缘向下推至大腿根部，重复20次。最后由脐周扩大至全腹，进行顺时针方向按摩，2～3分钟后，按逆时针方向做同样的按摩2～3分钟。

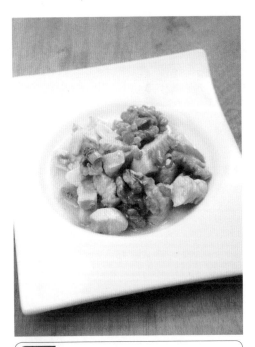

核桃仁要用小火慢慢烤香，火大了核桃仁容易烤煳。

核桃仁鸡丁

材料 鸡肉500克，鸡蛋2个，核桃仁50克。

调料 料酒、盐、胡椒粉、香油、鸡汤、淀粉、白糖、葱末、姜片、蒜片各适量。

做法

1. 鸡蛋去黄留清；将鸡肉切成1.5厘米见方的鸡丁，用盐、料酒、胡椒粉、鸡蛋清、淀粉拌匀；核桃仁烤熟。

2. 将盐、白糖、胡椒粉、鸡汤、香油调汁。

3. 在锅中倒入油，五成热后入鸡丁炒熟，捞出备用。在锅中倒入热油，下葱末、姜片、蒜片煸炒，倒入鸡丁，然后倒入调好的料汁，最后放入熟核桃仁炒匀即可。

功效 此菜有温肾补阳、润肠通便的作用，适用于畏寒肢冷、尿频的人食用。

羊骨粥

材料 羊骨1根（约200克），大米100克，红枣50克。

调料 葱末、香菜段各5克，盐3克。

做法

1. 羊骨洗净，斩成两半；红枣洗净，去核；大米洗净，用水浸泡30分钟。

2. 锅置火上，倒入清水、羊骨，大火煮沸后转小火炖1小时。

3. 将羊骨中骨髓取出，留在汤中，大米、红枣放入汤中大火熬煮，煮沸后转小火煮30分钟，加盐、葱末、香菜段即可。

功效 这道粥具有温补肾阳的功效。尤其适合舌质淡红、面色萎黄、四肢凉、腰腿酸软的肾阳虚者服用。

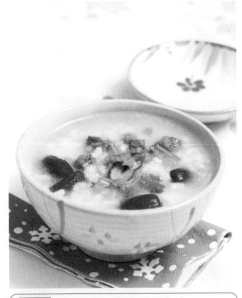

烹调前，先将羊骨放在花椒水中浸泡一下，可以有效去除膻味。

精神矍铄睡眠好

适用人群	肾阴虚者
肾阴虚的表现	眩晕耳鸣、咽干口燥、舌红苔少或无苔、失眠多梦、健忘、倦怠无力、头发干枯、大便干硬；男性遗精早泄，女性月经量少或闭经
适用病症	腰膝酸软、盗汗、阳痿、崩漏等

肾阴虚的饮食原则

1 肾阴虚者，吃食物一定注意寒热温凉的搭配。肾阴虚有火者，饮食中可适量吃些清凉食品，如银耳、莲子、绿豆、鱼汤等。

2 注意平衡膳食，多吃水果、蔬菜等富含维生素、矿物质的食物。

3 饮食避免辛辣、刺激，以免伤阴加重阴虚症状。

肾阴虚的调养食物

甲鱼、燕窝、乌鸡、鸭肉、鲈鱼、海蜇、莲藕、海带、木耳、黑芝麻、枸杞子、荸荠、梨等。

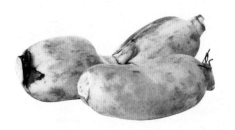

自我简易中医理疗

阴虚体质多按摩"太溪 + 照海"。

按揉太溪穴

取正坐位足底平放，或取仰卧，然后取穴。太溪穴位于足的内侧，内踝后方与脚跟骨筋腱之间的凹陷处。太溪穴最好的按摩方式是按揉。每天晚上按揉太溪穴2次，每次持续10分钟左右即可。

点揉照海穴

照海穴通常选择点揉的方式，照海穴位于人体足的内侧，内踝尖下方的凹陷处。点揉时不要说话，点揉3~5分钟后，嘴里会感觉到津液出现，不能吐出，一定要咽到肚子里去，此法对阴虚咽痛有很好的疗效。

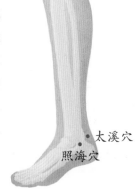

太溪穴
照海穴

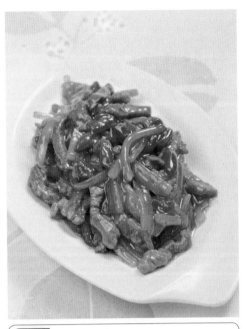

此菜炒熟即可，不宜久炒，否则莴
笋会变得黏腻不脆。

枸杞炒肉丝

材料 枸杞子 50 克，猪瘦肉 250 克，莴
笋 100 克。

调料 盐、白糖、料酒、香油、酱油各
适量。

做法

1. 将猪瘦肉洗净切丝；莴笋去皮，切
丝，枸杞子洗净待用。

2. 锅内加油烧热，放入肉丝炒至变色，
放莴笋丝，烹入料酒，加入白糖、酱
油、盐搅匀，再放入枸杞子，翻炒断
生，淋入香油即可。

功效 这道菜可滋阴补肾，增进性欲。
适于体质虚弱的人食用，能有效改善性
冷淡、气短乏力、目眩头晕等症状。

山药馅汤圆

材料 山药 100 克，糯米粉 200 克。
调料 蜂蜜适量。

做法

1. 糯米粉倒入大碗中，少量多次地淋入
清水，搅拌均匀，揉成软面团。

2. 山药洗净、蒸熟，去皮捣成泥状，加
蜂蜜搅拌均匀，制成汤圆馅。

3. 将糯米面团搓长条，揪成大小均匀的
小面球，包入汤圆馅煮熟即可。

功效 这道山药馅汤圆具有滋阴补肾
的功效，尤其适合伴有食欲不振、乏
力、腰膝酸软的肾阴虚者。

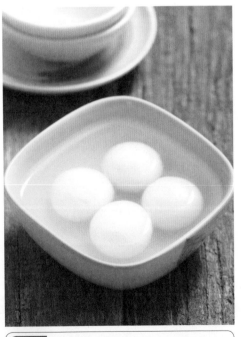

山药削皮后放入醋水中，可以防止
变色。

身体硬朗，祛病延年

适用人群	肾精不足者
肾精不足的表现	儿童发育迟缓，囟门迟闭，身材矮小，智力低下，动作迟钝；成人脱发齿松，耳鸣耳聋，腰膝酸软，精神呆钝，健忘，舌瘦。男子精少不育，女子闭经，性功能减退
适用病症	动脉硬化、小儿先天性营养不良、佝偻病、眩晕等

养肾益精的饮食原则

1 注意补充多种维生素。各类蔬菜中富含多种维生素，如番茄、玉米、萝卜等富含维生素C、维生素B6等。

2 常吃些富含优质蛋白的食物。如猪瘦肉、排骨、鱼、虾、牛肉、羊肉等均富含优质蛋白。增加微量元素的摄入。木耳、香菇、海带等菌藻类食物及蛤蜊、牡蛎等贝壳类食物富含微量元素。

3 老年人要多吃容易消化的食物，如山药、小米、豆腐等。

养肾益精的调养食物

山药、芡实、核桃仁、白果、枸杞子、乌鸡、鳝鱼、猪腰子、猪肚、猪骨髓、羊腰子、蚕蛹、海参、茯苓、鸡肉、牡蛎

自我简易中医理疗

按摩委中、承山、昆仑穴

肾精不足的患者可以按摩委中、承山、昆仑等穴位（具体定位见下图），在方便时选择以上穴位中的一个或几个，简单地点按，每个穴位每次3~5分钟。长期按摩能起到一定的辅助治疗效果。

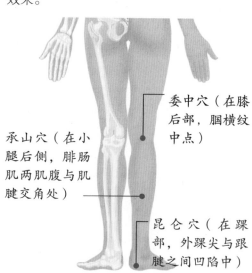

委中穴（在膝后部，腘横纹中点）

承山穴（在小腿后侧，腓肠肌两肌腹与肌腱交角处）

昆仑穴（在踝部，外踝尖与跟腱之间凹陷中）

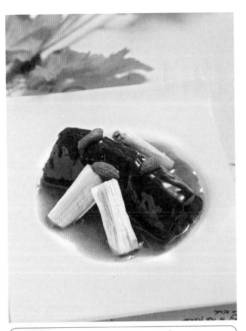

葱烧海参

材料 水发净海参500克，净大葱150克，枸杞子5克。

调料 酱油、料酒、盐各适量，肉汤80克。

做法

1. 海参的肚内划十字刀（不要切穿），开水氽一下，捞出沥干；大葱切6厘米长的段；枸杞子洗净。

2. 锅置火上烧热，放入油烧热后，炒香大葱至金黄色，放入海参，将酱油、料酒、肉汤、盐加入锅中翻匀，继续烧至熟，即可出锅装盘。

功效 这道菜有很好的补肾润燥、补气养血的功效，对因肾虚精亏、阴血不足而出现的腰腿酸软有很好的食疗作用。

烹调小妙招 该菜出锅时，还可滴入少许陈醋，既可提鲜，又能去腥味。

枸杞猪肾粥

材料 枸杞子5克，猪肾1只，猪肉120克，大米100克。

调料 盐适量。

做法

1. 猪肾洗净去杂后，切丁；猪肉洗净，切丁；枸杞子洗净；大米淘净。

2. 砂锅内加水煮开，放入大米煮至八成熟，加猪肾丁、猪肉丁、枸杞子煮熟，加盐调味即可。

功效 此粥能补肾填精，适用于肾精亏虚、头晕耳鸣的患者食用。

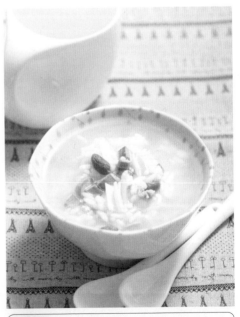

烹调小妙招 料酒可以很好地去除动物内脏的异味，若担心猪肾清洗不能完全去除异味，可以用料酒稍稍浸泡。

气血充足，面色红润

适用人群	肾气不足者
肾气不足的表现	气短自汗、倦怠无力、面色发白、遗精、早泄、尿淋漓不尽，小便次数多，腰膝酸软，听力减退等
适用病症	慢性肾盂肾炎、慢性前列腺炎、前列腺增生、男性性功能障碍、不射精或死精症、慢性盆腔炎、不孕症、习惯性流产等

补肾益气的饮食原则

1 注意饮食清淡、少油，可吃温补性的食物。

2 寒性食物如冰品、冷饮、生菜，以及属性寒凉的瓜果类食材，吃太多会损伤肠胃功能，造成肾气不足，平时应尽量少吃。

3 每天在吃晚饭之前，吃一些坚果，可以补充多种维生素。

4 控制盐分摄入，咸味可补充肾气，调动肾气，所以凡是咸味的食物都具有补肾的作用。但如果吃得过咸的话又会消耗元气，这就是"咸养肾，过咸伤肾"的道理。

补肾益气的调养食物

鲈鱼、甲鱼、羊肉、猪腰子、羊腰子、核桃、松仁、黑芝麻、黑豆、枸杞子、黑枣、木耳、黑米、桑葚、山药、桂圆、海参。

自我简易中医理疗

艾灸关元穴

关元穴位于肚脐下方3寸，常用艾灸保健，有补肾壮阳、理气补血、补虚的作用。具体方法：点燃艾条，对准关元穴，火头距离皮肤1.5～3厘米处，温和施灸，每次灸10～15分钟。每次灸至皮肤发红、无烫伤、灸后感到舒适为度，每周1次即可。

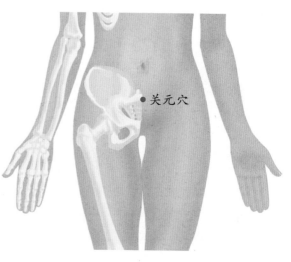

● 关元穴

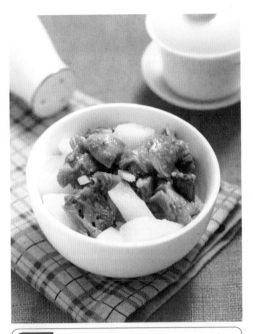

烹调小妙招 烹制此菜时，还可放入少量陈皮，可消食化滞，还能去除鹌鹑的腥味。

萝卜炖鹌鹑

材料 鹌鹑1只，白萝卜100克。

调料 姜片、葱段、醋、盐、料酒各适量。

做法

1. 鹌鹑宰杀好，去内脏和羽毛，洗净血水，切成小块；白萝卜洗净，切块。

2. 锅置火上，倒油烧热，下姜片、葱段，炒香，加鹌鹑块，翻炒至变色，然后放萝卜块，继续炒。

3. 加入料酒、醋和少量水，大火煮10分钟，加适量盐，继续煮至鹌鹑肉熟为止。

功效 此菜能补肾益气、强身体、壮腰膝，从而缓解肾气虚亏所致的腰痛以及身体虚弱等症。

皮蛋瘦肉粥

材料 大米150克，猪瘦肉250克，水发腐竹50克，皮蛋2个，麦片30克。

调料 姜末、盐适量。

做法

1. 猪瘦肉切丝，加盐，放入冰箱腌制一夜；腐竹洗净、切丁；皮蛋去壳、洗净、切块；大米淘净，加盐、食用油，拌匀。

2. 锅中加水煮开，加入备好的米，煮15分钟，放入腌好的瘦肉丝、皮蛋块、麦片、腐竹丁、姜末。

3. 小火煮10分钟离火，加盐调味即可。

功效 皮蛋瘦肉粥益气养阴、养血生津、补体益精，对肾气不足的患者有很好的调理功效。

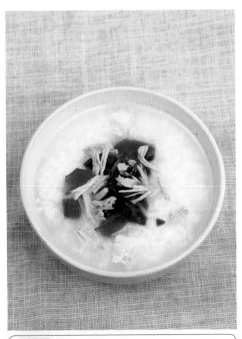

烹调小妙招 烹制时可根据个人口味放入适量香菜末，可去除瘦肉的腥味。

强健肌肉，强壮筋骨

适用人群	肾虚腰痛者
肾虚腰痛的表现	头晕耳鸣，尿频便溏，腰部有隐痛的痛感，活动后疼痛减轻，同时伴有两膝酸软的感觉
适用病症	肾盂肾炎、腰椎间盘突出症、腰肌劳损等

补肾壮腰的饮食原则

1 偏于肾阳虚者，宜吃些具有温补肾阳作用的食物。如核桃、桂圆等。

2 偏于肾阴虚者，宜吃些滋补肾阴的食物。如黑豆、木耳、乌鸡等。

3 肾虚并伴有遗精早泄者，应吃些固肾填精的食物。如山药、虾、泥鳅等。

4 平常少吃肥肉、高脂肪和高胆固醇的食物。

5 可适量多食动物血、蛋、鱼、虾、豆类制品、土豆、牛肉、鸡肉及牛腱子肉等富含蛋白质和胶原蛋白的食物。

补肾壮腰的调养食物

板栗、枸杞子、人参、猪腰子、羊腰子、核桃仁、黑芝麻、海虾、蚕蛹、山药、牛肉、桑葚等。

自我简易中医理疗

肾虚腰痛按摩手法

1.揉：取坐姿，双手五指并拢，用掌心上下缓慢揉搓腰部，至发热为止。

2.滚：双手握拳，自下而上在腰部反复滚动、按摩。

3.推：双手相互搓热，重叠放于腰部正中，由上而下推搓30～50次，至局部发热为止。

4.压：双手叉腰，大拇指按于肾腧、命门穴处，用力挤压并旋转揉按，顺时针36圈，然后逆时针36圈。

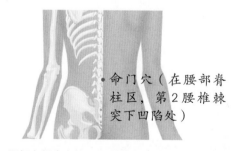

• 命门穴（在腰部脊柱区，第2腰椎棘突下凹陷处）

腰部有很多穴位，如肾腧穴、命门穴等，常按摩对补肾很有好处

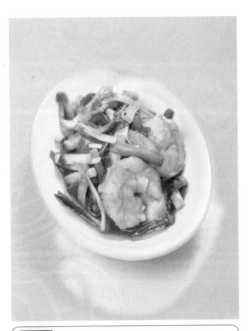

虾仁炒韭菜

材料 韭菜 200 克，虾仁 50 克。

调料 葱花、姜丝、盐各适量。

做法

1. 韭菜择洗干净，切成 5 厘米长的段；虾仁洗净。

2. 炒锅置火上，加入植物油烧至六成热，下入姜丝、葱花爆香，立即下入虾仁、韭菜、盐，炒断生即可。

功效 能补肾、健脾、强壮腰脊，对肾虚引起的腰膝酸痛有较好的调养作用。

烹调小妙招 初春的韭菜品质最好，韭菜入锅炒匀，约 1 分钟后即可出锅。

板栗猪肾粥

材料 板栗 250 克，猪肾 1 只，大米 100 克。

调料 陈皮 6 克，花椒 3 克，料酒、盐各适量。

做法

1. 猪肾去筋膜、洗净，切成腰花；大米淘净；熟板栗剥壳，取肉。

2. 大米、陈皮、猪肾、板栗、花椒、料酒倒入锅内，加适量水煮成粥，挑出陈皮，用盐调味，即可食粥。

功效 坚持食用，能够补肾益气、强健筋骨，对肾虚腰痛、小便频数有很好的辅助治疗效果。

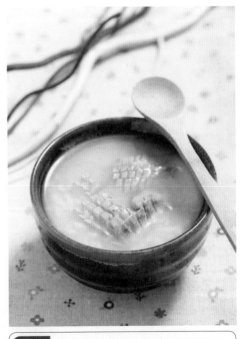

烹调小妙招 烹调猪肾应将内部的筋膜剔除干净，这样能有效地去除异味。

重拾男人信心

适用人群	肾虚阳痿者
肾虚腰痛的表现	阳痿早泄，性肾气虚之力，精神疲惫，舌苔白，眩晕耳鸣，手脚凉，腰膝酸软等症状
适用病症	不育症、性欲冷淡、男性性功能减退

补肾疗痿的饮食原则

1 肾虚的老人可适当吃些蛋类等具有滋养功效的食物。

2 吃些桂圆、海虾等能壮阳的食物。

3 宜多食用含有锌的食物，如牡蛎、贝类、坚果等。

4 宜常适量食用动物肾脏。如猪肾、羊肾等。

5 宜常吃鳝鱼、海参等含蛋白质较多的食物。

6 远离烟酒。

7 禁食肥腻、过甜、过咸的食物。

补肾疗痿的调养食物

莲子、核桃、韭菜、牛肉、鸡肉、海虾、羊肉、羊肾、甲鱼、泥鳅、海参、山药、银杏、鳝鱼、墨鱼、牡蛎等。

自我简易中医理疗

按压阴茎根部

取仰卧位，双手食指同时按压阴茎的根部，旋揉按摩200次。

推按石门穴

右手掌横放于脐下石门穴上，左手叠放右手背上，向下推至下腹毛际处，反复进行200次。

揉搓睾丸

两手的拇指、食指、中指分别捏住同侧的睾丸，揉搓200次。或用两手握住两睾丸，向下牵拉200次。

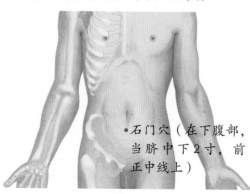

•石门穴（在下腹部，当脐中下2寸，前正中线上）

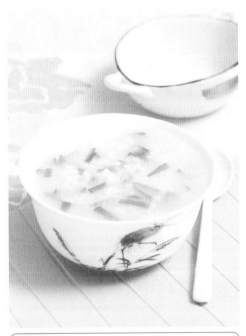

韭菜虾仁粥

材料 鲜韭菜50克，虾仁80克，大米100克。

调料 盐、葱丝、姜片各适量。

做法

1. 韭菜择洗干净、切段；虾仁洗净去虾线；大米淘净。
2. 锅中加水，放入大米，煮成粥。
3. 放入虾仁、韭菜段及葱丝、姜片熬煮2分钟，放盐调味即可。

功效 此粥能补肾壮阳，对男性因肾阳亏虚引起的阳痿、腰痛等症状有很好的改善作用。

烹调小妙招 虾仁加一些胡椒粉和料酒去腥味，再用开水焯烫一下，可减少腥味。

泥鳅汤

材料 泥鳅100克。

调料 盐、葱末、姜末、料酒、水淀粉各适量。

做法

1. 泥鳅用热水洗去黏液，然后洗净去杂。
2. 锅中倒油烧热，将泥鳅放进去。
3. 加清水适量，熬煮，至水剩半碗时，加盐、葱末、姜末、料酒调味，最后用水淀粉勾薄芡即可。

功效 此汤不仅味道鲜美，重要的是能起到补虚壮阳的作用，对男性肾虚阳痿等症有改善作用。

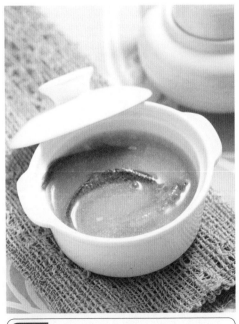

烹调小妙招 烹调此汤时，还可以放入适量豆腐，不仅汤味鲜美，而且阴阳互补。

补肾止遗饮食方案

固守元气强精神

适用人群	肾虚遗精者
肾虚遗精的表现	遗精早泄，伴有头晕耳鸣、精神疲惫、失眠多梦、怕冷、大便稀软、气虚懒言、腰膝酸痛等症状
适用病症	遗精、滑精

补肾止遗的饮食原则

1 宜吃补肾温阳、收涩止遗的食物，比如山药、黑豆、韭菜等。

2 增加蛋白质的摄入量。遗精过频，蛋白质耗损较多，所以增加蛋白质的摄入，如牛奶、纯瘦肉等。

3 少食辛辣、动火、刺激性的食物，如辣椒等。

4 以脏补脏。可吃些猪腰子、牛鞭等食物，以补益精气。

5 不酗酒，不饮浓茶、咖啡。

补肾止遗的调养食物

　　山药、芡实、枸杞子、木瓜、红枣、板栗、韭菜、猪肚、羊肾、鸡肉、牛肉、莲子、白果、芒果等。

自我简易中医理疗

遗精按摩治疗法

　　取仰卧位，用食指按揉会阴穴，肾气不固者用补法（用力较轻、频率较慢、时间较长，以顺时针方向按揉）。按揉的同时，做吸气提肛收腹的动作。每日睡前1次，每次20分钟。

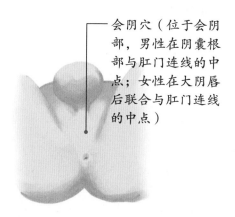

会阴穴（位于会阴部，男性在阴囊根部与肛门连线的中点；女性在大阴唇后联合与肛门连线的中点）

会阴穴是人体长寿的重要穴位，为阴经脉气交会的场所

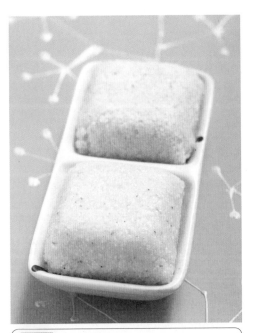

莲子茯苓糕

材料 莲子 200 克，大米 250 克，茯苓 60 克。

调料 白糖适量。

做法

1. 大米洗净、晾干。
2. 莲子、大米、茯苓一同研为末。
3. 加适量白糖调匀，压成糕，放入蒸锅内蒸熟即可。

功效 此糕有固肾涩精的疗效，对肾虚遗精、四肢乏力、腰酸耳鸣都有很好的调养作用。

烹调小妙招 加入白糖的量，根据个人对于甜味的敏感程度来定。

加味山药粥

材料 干山药片、芡实各 30 克，莲子 15 克，糯米 50 克。

调料 白糖适量。

做法

1. 糯米淘洗干净，加水泡 30 分钟。
2. 泡好的糯米倒入锅中，加山药片、芡实、莲子，加适量水大火煮开。
3. 转小火，继续熬煮，待粥煮熟后，加适量白糖调味即可。

功效 此粥能补脾利胃、补肾固精、滋阴养肺，适用于肾虚遗精、脾虚、气血不足的患者经常食用。

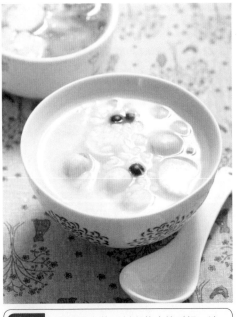

烹调小妙招 如用鲜山药，削山药皮的时候，注意避免山药的黏液沾到手上，引起过敏。

靓丽黑发人人羡

适用人群	肾虚白发、脱发者
肾虚脱发的表现	头发干枯，头发早白，脱发脱眉，脸色发白，神倦乏力，眩晕耳鸣，眼睛干涩，舌苔白，失眠多梦，腰膝酸痛
适用病症	青少年白发，早老性白发，神经性脱发，各种急、慢性病后引起的脱发等

养肾乌发的饮食原则

1 多吃养血补肾的食物有助于乌发，减少白发，可以吃一些核桃、黑豆等含有丰富蛋白质的食物。

2 吃些富含铜、铁等元素的食物，对黑色素的形成有很大促进作用，可以减少白头发的产生，比如动物肝脏。

3 避免过多吃含糖分高的食物，因为糖类食物在体内呈酸性或中性，会促使细胞衰老，导致头发发黄和白发。

养肾乌发的调养食物

核桃、黑豆、黑芝麻、松子、瓜子、花生、红枣、动物肝脏、鱼类、蛋类、豆制品、牛奶、海带、紫菜、牡蛎、枸杞子等。

自我简易中医理疗

按摩涌泉穴

位于脚心的涌泉穴，它被中医喻为"水之源头"，能补肾安神，长期坚持按摩，有显著的养护头发的作用。

按摩方法：用拇指按揉左右两侧涌泉穴，每穴按揉 2 ~ 3 分钟。

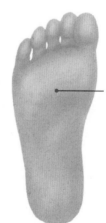

涌泉穴（在足底，屈足卷趾时足心最凹陷处）

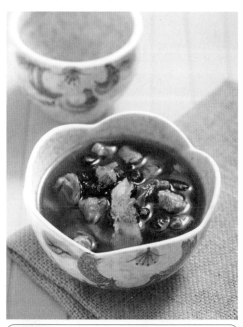

羊肉黑豆汤

材料 羊肉300克，黑豆30克，当归3克，桂圆肉少许。

调料 盐少许。

做法

1. 羊肉洗净去血水，切块，备好；黑豆洗净，泡1夜。

2. 将羊肉、黑豆、当归、桂圆肉放入煲内，加水，大火烧开。

3. 烧开后，用小火继续熬煮，煲2小时，加盐调味即可。

功效 此汤有补血乌发、止痛镇静的食疗作用，非常适合冬季进补。

烹调小妙招 羊肉有很深的膻味，烹调时加点花椒水、胡椒粉有去除膻味的作用。

木耳芝麻茶

材料 水发木耳60克，黑芝麻15克。

调料 白糖适量。

做法

1. 锅置火上烧热，放入木耳，翻炒至略微有焦味，起锅，装入碗内备用。

2. 同样，将黑芝麻炒出香味，然后加入适量水，倒入木耳，用中火烧开，煮30分钟，停火。

3. 用双层细纱布过滤出汁，加入白糖调味即可。

功效 此茶能养血止血、乌发补肾。

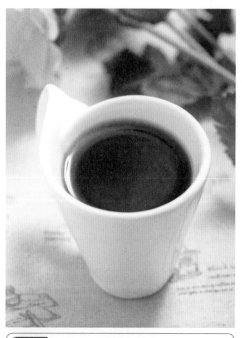

烹调小妙招 选择又干又脆的木耳进行泡发，这样的木耳肉质鲜嫩。

消水去肿

适用人群	肾虚水肿者
肾虚水肿的表现	面部、眼睑、下肢水肿或全身水肿，小便不利，精神萎靡，面色苍白，眩晕耳鸣，气虚懒言，畏寒怕冷，腰膝冷痛，大便稀软
适用病症	慢性肾小球肾炎、慢性肾盂肾炎、肾病综合征、甲状腺功能减退、泌尿系统感染、前列腺炎、风湿性心脏病、肝硬化腹水

养肾利水的饮食原则

1 对于肾虚水肿，最好的办法就是多休息，而且盐分的摄入量必须严格限制，对肾脏有损害的药物也要停用。

2 多吃含钾的食物，因钾有助排出体内多余盐分，含钾的食物包括番茄、香蕉等。

3 酒、葱、蒜等刺激性食物要远离。

养肾利水的调养食物

薏米、红豆、绿豆、冬瓜、丝瓜、芹菜、西瓜、白梨、鲫鱼、玉米须、黄瓜、番茄、蘑菇等。

自我简易中医理疗

穴位按摩法

将中指放在天枢穴或水分穴或关元穴上，吐气时按压，选择合适的力度反复按压几次。长期坚持，有助于利尿消肿。

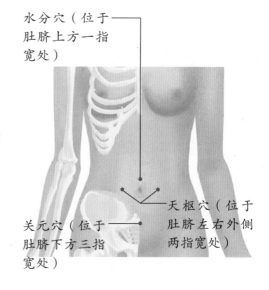

水分穴（位于肚脐上方一指宽处）

关元穴（位于肚脐下方三指宽处）

天枢穴（位于肚脐左右外侧两指宽处）

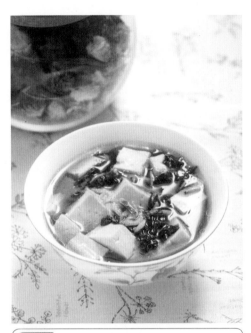

虾皮豆腐玉米须汤

材料　虾皮20克，玉米须100克，豆腐400克，紫菜5克。

调料　黄酒、酱油、香油、盐各适量。

做法

1. 玉米须用水煮20分钟，去渣留汁；豆腐洗净、切块，用沸水烫一下；紫菜撕碎。

2. 虾皮用黄酒浸发，加水煮5分钟，加入豆腐，倒入玉米须汁，煮沸。

3. 加盐、酱油调味，最后撒上紫菜碎和香油即可。

功效　此汤可以清热利湿、补肾利水，适用于肾阴亏虚、气化不利导致的浮肿、甲状腺肿大等症状。

芡实煲鸭

材料　老鸭1只，芡实50克。

调料　姜片、花椒、盐、料酒各适量。

做法

1. 老鸭宰杀干净，放入瓦锅内，备用；芡实洗净，泡1夜。

2. 将芡实放入老鸭的腹内，加清水、姜片、花椒、料酒，小火煲2小时。

3. 待鸭肉熟后，加盐调味即可。

功效　此食谱能补肾利水、固精，对肾虚精亏、气化不能所致的水肿、遗精、妇女白带过多有很好的效果。

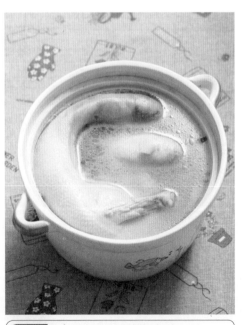

呼吸通畅不咳嗽

适用人群	肾虚引起咳喘者
肾虚咳喘的表现	咳嗽声音低、发作频率高、迁延难愈、痰涎清稀，常常咳嗽时伴有腰部有牵扯痛，有小便感，甚至一过性小便失禁。同时也伴有四肢发冷、小便清稀、量多等
适用病症	慢性肾小球肾炎、慢性气管炎、肺气肿、支气管哮喘、过敏性哮喘、冠心病、风湿性心脏病

养肾纳气平喘的饮食原则

1 可以多吃一些补益肾气的食物，如芝麻、枸杞子、山药等。

2 可多吃一些润肺化痰的食物，如百合、银耳等。

3 食物不宜过咸、过甜、过腻、过于刺激，多吃含维生素 A 的食物，有保护呼吸道黏膜的作用。

4 少食或不食油煎炸食物。油炸食品可加重胃肠负担，助湿助热，滋生痰液，使咳嗽难以痊愈。

5 多喝水。充足的水分可润泽肺脏，帮助咳痰。

养肾纳气平喘的调养食物

黑芝麻、枸杞子、山药、百合、银耳、金橘、萝卜、梨、莲藕、蜂蜜、猕猴桃、白梨、杏仁、白果等。

自我简易中医理疗

毛巾擦背法

皮肤清洗干净，选择一条湿润的长毛巾，斜擦后背，力度适当，速度稍快，擦 2~3 分钟，至皮肤发红微热即可。此方法能刺激背部的定喘穴、肺腧穴、脾腧穴，可以宽胸理气、补肾平喘、止咳。

定喘穴（在脊柱区横平第 7 颈椎棘突下，白正中线旁开 0.5 寸）

肺腧穴（在上背部，第 3 胸椎棘突下，后正中线旁开 1.5 寸）

脾腧穴（在下背部，第 11 胸椎棘突下，后正中线旁开 1.5 寸）

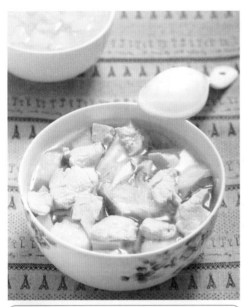

枸杞叶鱼片汤

材料 鸡肉、草鱼各200克，豆腐250克，粉丝25克，枸杞叶50克。

调料 姜片、葱段、生抽、白酒、胡椒粉、淀粉、盐各适量。

做法

1. 鸡肉洗净、切片，加适量白酒、胡椒粉、淀粉腌好；草鱼处理好，洗净、切薄片；枸杞取嫩叶，洗净；豆腐洗净，切小块；粉丝浸透。
2. 煲内加水，放入姜片，大火煲开，放入枸杞叶和生抽，煮5分钟。
3. 放入豆腐块，用盐调味，煮3分钟，放入葱段、鸡片、鱼片、粉丝，大火煮开即可。

功效 此汤对肾虚气亏导致的咳喘、呼吸不均、眩晕等症，都有很好的缓解作用。

鲜奶玉液

材料 大米60克，核桃仁120克，牛奶200毫升。

调料 白糖10克。

做法

1. 大米淘净，用水浸泡1小时捞出、沥干；核桃仁取80克烤熟。
2. 大米、熟核桃仁、生核桃仁、牛奶混合，加清水磨细，用漏斗过滤取汁。
3. 将汁倒入锅内，加适量清水烧开，加白糖调味即可。

功效 常喝此饮品，有补脾肾、益肺的作用，能辅助治疗肾虚气弱引起的咳嗽、气喘、腰痛等症。

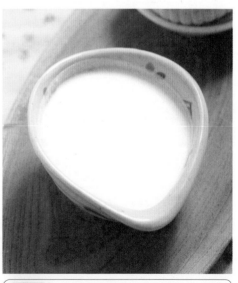

健脑补阳，添精益髓

适用人群	肾虚眩晕者
肾虚眩晕的表现	走路不稳、耳鸣耳聋、头晕目眩、头重脚轻、失眠健忘、手足震颤、腰膝无力、男子遗精滑精等
适用病症	耳眩晕、中风后遗症、抑郁症、失眠

养肾定眩的饮食原则

1 饮食宜清淡，多吃富含维生素的新鲜蔬菜和水果。

2 饮食以富有营养为原则，适当食用补肾养肾的蛋类、瘦肉。

3 慎食肥甘辛辣的食物，如肥肉、油炸食物、酒类、辣椒等。

4 不要乱服补品。补品可能对贫血患者或低血压患者引起的头晕有所帮助，但对其他的情况未必有效。

养肾定眩的调养食物

猪棒骨、海参、羊肉、银耳、香菇、山药等。

自我简易中医理疗

按摩小指

肾虚常导致头晕眼花、健忘耳鸣等症，可以用大拇指和食指揉双手小指的第一关节，每次10分钟左右，每天2次。揉小指时关节疼痛明显的一侧可多揉会儿。长期坚持，对肾虚有一定治疗效果。

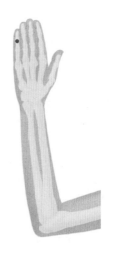

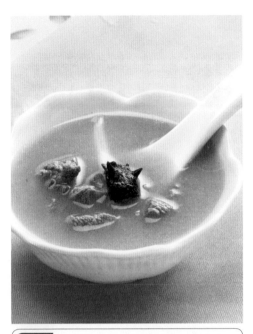

海参羊肉汤

材料 水发海参、羊肉各 100 克。

调料 姜片、胡椒粉、盐各适量。

做法

1. 海参洗净，切块；羊肉洗净、切块。
2. 锅中加水，放入海参、羊肉块、姜片，小火煨炖。
3. 炖至肉熟烂后，加盐、胡椒粉调味即可。

功效 此汤有补肾益精驱寒的疗效，对阳痿、头晕目眩、腰膝酸软有很好的补益作用。

烹调小妙招 烹调此汤时，可以放入适量陈皮，能去除羊肉的膻味和海参的腥味。

猪腰小米粥

材料 小米 100 克，猪腰 50 克。

调料 葱末、姜片各 5 克，盐适量。

做法

1. 小米洗净；猪腰除筋去膜，洗净，切片，用盐抓匀后用水冲净，反复两次。
2. 锅置火上，倒入适量清水大火烧开，加小米与姜片煮沸后转小火熬煮至粥熟，加入猪腰片煮熟，再加葱末、盐调味即可。

功效 此粥补肾益气，适合因肾虚引起的眩晕、阳痿、遗精等患者食用。

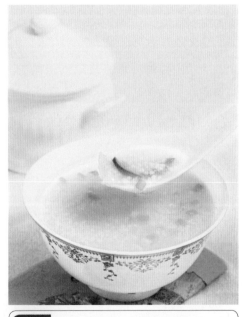

烹调小妙招 熬小米粥时，在粥锅内点上 5～6 滴食用油，即使急火熬煮，粥也很难溢出锅外。

耳聪神清，明目怡神

适用人群	肾虚耳鸣、耳聋者
肾虚耳鸣、耳聋的表现	失眠多梦、健忘、口干咽燥、双眼无神，耳鸣如汽笛声或蝉声，又有的好像是耳朵塞了棉花的感觉，有时突然耳朵听不到声音，伴有头晕目眩感
适用病症	耳眩晕、糖尿病、高血压、甲状腺功能亢进等引起的耳鸣、耳聋

养肾聪耳的饮食原则

1 要养成科学的饮食习惯。多食含锌、铁、钙丰富的食物，有助于扩张微血管，改善内耳的血液供应，防止听力减退。

2 多食米、面、豆类、蔬菜水果；适量食用瘦肉、鸡蛋及动物肾脏等，避免肥肉辛辣之品，戒烟酒。

3 常喝些牛奶。牛奶富含钙且富含维生素 A、维生素 D 等，这些维生素能促进钙的吸收利用。

养肾聪耳的调养食物

奶及其制品、枸杞子、山药、黑芝麻、核桃、紫菜、木耳、鲫鱼、泥鳅、豆制品、牡蛎、鸡蛋等。

自我简易中医理疗

按揉听会穴

用食指或大拇指轻轻地按揉听会穴5分钟左右。

按捏耳廓

食指和大拇指从上至下按捏耳廓，然后由下而上按捏，至双耳发热，约100 次即可。

以上 2 个动作每日早晚各做一次。按摩时，要根据自己的耐受力，选择合适的速度和压力，至做完后局部有发热感最好。耳鸣发作时及时按摩，坚持下去成效显著。

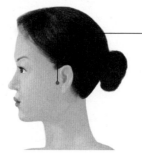

——听会穴（位于耳屏间切迹的前方，下颌骨髁突的后缘，张口有凹陷处）

丝瓜及第汤

材料 丝瓜250克，猪瘦肉200克，猪肝150克，猪肾1个。

调料 葱丝、姜片、生抽、盐各适量。

做法

1. 丝瓜去皮后洗净、切块；猪瘦肉、猪肝、猪肾洗净切片，加生抽拌匀。

2. 煲锅内加水煮沸，加丝瓜、姜片以及适量生抽，汤烧开后将猪瘦肉、猪肝、猪肾和葱丝放入锅内。

3. 大火烧开，待肉熟后加盐调味即可。

功效 此汤能补肾益肝，对肾虚不纳所致的气促、耳鸣、腰腿酸软等症有很好的缓解效果。

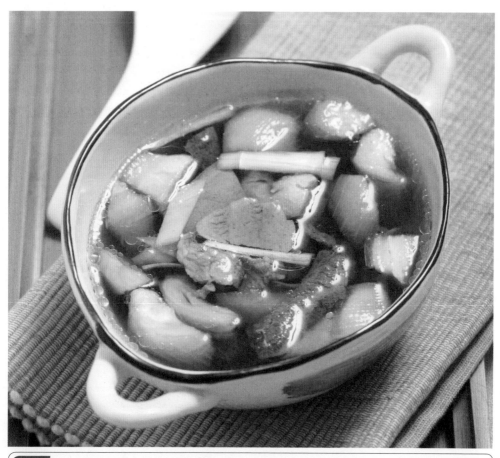

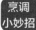 **烹调小妙招** 猪肝宜现切现做，因为新鲜的猪肝切后放置时间一长，汁液就会流出，不仅损失营养，而且做熟后会有许多颗粒凝结在猪肝上，影响外观。

清蒸羊肉

材料　羊肉（腰窝）500克。

调料　鸡汤250毫升，葱段、姜片、大料、花椒、盐、香油各适量。

做法

1. 羊肉用水泡洗干净后，放入开水锅内煮熟。

2. 捞出羊肉洗净，然后再放入开水锅内，加入葱段、姜片、花椒、大料，煮透，捞出凉凉。

3. 将煮熟的羊肉切薄片，码在碗中，放少量葱段、姜片、鸡汤，蒸15分钟。

4. 去掉葱、姜，将汤沥出备用，取出羊肉，放入汤盆内，倒入汤，加盐，淋上香油即可。

功效　此菜对脾肾阳虚、气血亏虚有很好的作用，可辅助治疗阳痿、早泄、头晕耳鸣等症状。

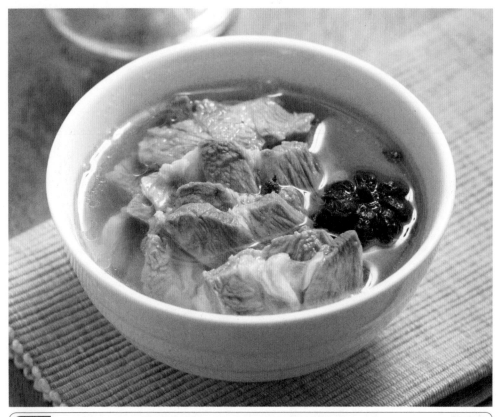

烹调小妙招　切羊肉时，要与肉的纹理垂直，蒸出来的羊肉才会更加鲜嫩。

第**6**章

不同疾病的
养肾饮食方案

泌尿系感染的饮食疗法

泌尿系感染是指由细菌直接侵入尿路而引起的炎症。反复感染可发展成为慢性炎症，就会危及肾脏健康。因此，当患者得了泌尿系感染后，除了进行常规的药物治疗之外，还要注意饮食，以加快炎症的康复。

泌尿系感染患者的饮食原则

1 要戒烟戒酒，因为这两者对泌尿系感染十分不利，会加重泌尿系感染的病症，因此要戒掉。

2 多吃清淡、富含水分的食物，如丝瓜、葫芦、番茄等；少吃辛辣刺激的食物，如葱、蒜、辣椒等。

3 慎食温热性食物，如羊肉、兔肉及油腻的食物，以免加重炎症。

4 要多选用有清热解毒、利尿通淋等功效的食物，如菊花、冬瓜、荠菜等。

5 要多食用各种富含维生素C和胡萝卜素的蔬菜和水果，这样有利于炎症的消退。

6 多喝水，每天不少于2000毫升，以增加尿量，这样可以对感染的尿道起到"冲洗"和清洁的作用。

不可不知的饮食细节

1 除了喝水外，还可以喝些、鲜榨果汁，既补充水分又补充维生素C，一举两得。

2 应多食用流质饮食，这样有利于食物的消化吸收。

3 在平时的膳食餐饮中可以经常改变菜肴的花色、品种，多运用汁、羹、糊、粥、汤、饮、煲等方式，从而促进患者的食欲，增加水分的摄入。

泌尿系感染患者的食物选择

芹菜、苋菜、金针菇、绿豆、冬瓜、西瓜、猕猴桃、草莓、田螺、海参、蛤蜊、马兰头、茼蒿、荸荠、茭白、红豆、枸杞子、薏米、香蕉、金银花、丝瓜、木耳、绿豆芽等。

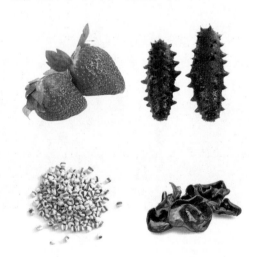

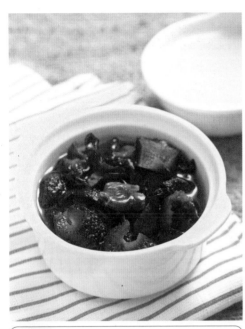

木耳桂圆海参汤

材料 木耳20克，桂圆肉30克，海参（水发）30克。

调料 冰糖15克。

做法

1. 木耳用温水泡发，择洗干净，撕成小朵，备用；桂圆肉洗干净；海参洗净，切片。

2. 木耳、桂圆肉、海参片放入砂锅中，加足量清水，大火煮沸。

3. 沸后再用小火煨30分钟，出锅前调入冰糖即可。

功效 滋补脾肾、补气血，适用于脾肾两虚型的泌尿系感染，对腰酸无力、头晕目眩、耳鸣、尿频、尿急等有很好疗效。

烹调小妙招 还可以加入适量红枣，增强补气血功效。

荸荠炖水鸭

材料 荸荠100克，水鸭肉500克。

调料 冰糖10克。

做法

1. 将水鸭肉洗净、切块；荸荠洗净去皮，一切两半；冰糖碾碎备用。

2. 将鸭肉、荸荠放入锅中，再加水3升，大火烧沸。

3. 烧沸后，再用小火炖1小时，然后调入冰糖即可。

功效 此菜具有清热解毒、利水消肿的功效，适用于膀胱湿热之泌尿系感染，对尿频、尿急、水肿等症有很好疗效。

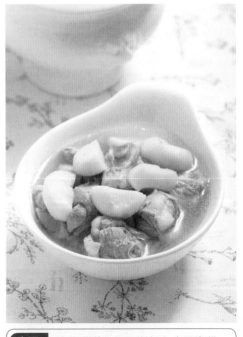

烹调小妙招 烹调此菜，还可以加入少量海带，有软化血管、降低血压的功效。

泌尿系结石患者的饮食疗法

泌尿系结石是发生在泌尿道的常见疾病之一，是肾结石随尿液移动并进入了输尿管或膀胱。原发性泌尿结石病因未明，而继发性结石与代谢异常、内分泌紊乱等有关。在确诊结石的性质后，有针对性地为结石患者搭配合理的膳食，对疾病的控制和恢复有很好的帮助。

泌尿系结石患者的饮食原则

1 多喝水，以矿物质含量少的水为佳。

2 豆制品要少吃。因为豆制品食物中草酸盐和磷酸盐含量较高，会增加结石形成的机会。

3 对肾功能有利的、能清利湿热的食物可适当多食，如高粱、绿豆等。

不可不知的饮食细节

1 睡前不宜喝牛奶，尤其是高钙奶。因为喝牛奶2~3小时后钙会通过肾脏排泄，钙的骤然增多势必增加结石形成的机会。

2 不要过多食用鱼肝油。鱼肝油能促进机体对钙、磷的吸收，容易导致结石的形成。

泌尿系结石患者的食物选择

高粱、浮小麦、红豆、绿豆、刀豆、黑豆、葱白、木耳、冬瓜、丝瓜、山楂、柠檬、沙枣、核桃仁等。

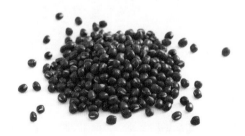
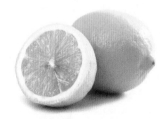

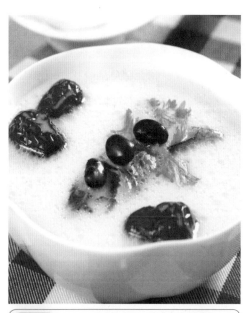

大枣黑豆炖鲤鱼

材料 鲤鱼1条（约600克），大枣15
克，黑豆30克。

调料 姜丝、葱段、盐、料酒、香菜段
各适量。

做法

1. 将鲤鱼处理干净，切成段；大枣、黑
   豆分别用温水泡透。

2. 锅置火上，倒油烧热，下入鲤鱼段煎
   至金黄色捞出。

3. 取炖锅，倒入适量水，放入鲤鱼段、
   大枣、黑豆、姜丝、葱段、料酒烧
   沸，盖上盖儿，炖约1.5小时，调入
   盐，撒香菜段即可。

功效 此汤有利水消肿、补铁补血的
功效，对泌尿系结石有很好的防治效果。

烹调小妙招 泡发黑豆最好用温水，不用沸水，
因为沸水温度高，易损失其所含的
营养。

玉米绿豆粥

材料 绿豆、玉米、糯米各30克。

做法

1. 绿豆、玉米、糯米分别淘洗干净。糯
   米浸泡1小时；玉米浸泡6小时；绿
   豆提前一晚浸泡，煮熟，待用。

2. 锅置火上，放入适量清水，加入玉
   米，大火煮沸后放入糯米，转小火后
   熬煮20分钟，加入绿豆再煮5分钟
   即可。

功效 绿豆搭配玉米有清热止渴、利
尿排毒的作用，可促进结石的排泄，还
能解暑，尤其适合在夏季经常食用。

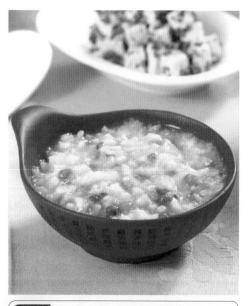

烹调小妙招 绿豆不宜煮得过烂，否则会使有机
酸和维生素遭到破坏，降低清热解
毒、养肝的功效。

急性肾小球肾炎的饮食疗法

急性肾小球肾炎是一组以血尿、蛋白尿、高血压和水肿为主要临床表现的肾脏疾病，男性患者多于女性，儿童及青少年多发。大多数都有不同程度的肾功能损害，为了缓解这种损害，在饮食上应主动地进行选择和控制。

急性肾小球肾炎者的饮食原则

1 多食维生素含量丰富的食物，如牛奶、新鲜蔬菜水果等。

2 蛋白质摄入量要根据实际情况而定，但每天最好不要超过 50 克，即每千克体重限制在 0.8 克以内。

3 若患者出现水肿或高血压，要低盐、无盐饮食，咸菜、泡菜、咸蛋等应避免。当患者出现少尿、无尿或血钾升高时，要注意限制食用含钾高的食物。

不可不知的饮食细节

1 水肿的患者，进水量需要视水肿及尿量的多少而定。开始时应限定水分摄入，若浮肿较明显，每日进水量最好限定在 1000 毫升以内，出现发热或吐逆时，要酌情增加。

2 低钠饮食不仅是烹调时限制盐及酱油，含钠高的食物也要限制，蔬菜中含钠在 100 毫克以上的应慎食，如茼蒿、茴香、脱水的菠菜等。

急性肾小球肾炎患者的食物选择

鸡蛋、牛奶、豆制品、萝卜、冬瓜、红豆、西瓜、黑豆、丝瓜、莲藕、花生、茄子、木耳等。

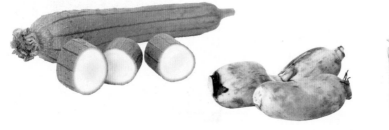
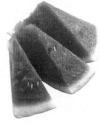

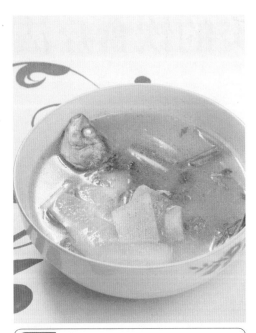

鲫鱼冬瓜汤

材料 鲫鱼 300 克，冬瓜 100 克。

调料 盐 5 克，料酒、葱段、姜片各 10 克，香菜段少许。

做法

1. 鲫鱼去鳞，除鳃和内脏，洗净，控水；冬瓜去皮除子，洗净，切片。

2. 锅置火上，放植物油烧热，将葱段、姜片爆香后放入鲫鱼，待鱼皮煎黄后，加料酒、盐，至酒香溢出时，加水煮沸。

3. 将鲫鱼连汤倒入砂锅内，加冬瓜片，小火慢煨约 30 分钟至奶白色，鱼肉熟烂后，放上香菜段即可。

烹调小妙招 鲫鱼入锅前，可用生姜在锅壁涂一下，防止粘锅。

功效 此汤可清肺利尿、消肿，适用于急性肾小球肾炎症状的康复。

素烧双耳

材料 木耳（干）、银耳（干）各 20 克。

调料 葱花、蒜末各适量，盐 2 克。

做法

1. 干木耳泡发，择洗干净，撕成小朵；干银耳泡发，择洗干净，撕成小朵。

2. 锅置火上，倒入适量植物油，待油温烧至六成热，加葱花、蒜末炒香，然后放入木耳和银耳翻炒 5 分钟，最后加盐调味即可。

功效 银耳有滋阴润肺、养胃生津的功效，木耳可滋补肾阴，两者搭配可促进急性肾炎患者病情的康复，减少并发症的发生。

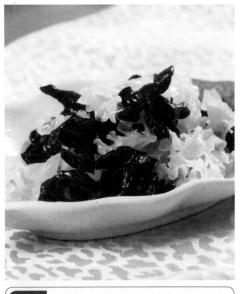

烹调小妙招 洗涤木耳最好的办法是使用盐水冲洗，盐水可更干净涤除木耳上的污垢。

慢性肾小球肾炎的饮食疗法

　　慢性肾小球肾炎多发生于青、中年男性，以血尿、蛋白尿、高血压、水肿为基本临床表现，24小时尿蛋白为1.5~3.5克。病变缓慢进展，可有不同程度的肾功能减退，有肾功能恶化倾向，可发展为慢性肾衰，以中青年男性多见。为了缓解患者病情，进行辅助治疗，饮食的选择有很大的学问。

慢性肾小球肾炎患者的饮食原则

1 低蛋白饮食。每日蛋白质摄入的数量和质量要很好的控制，选择优质蛋白，每日0.6~0.8克/千克体重为宜。

2 低盐饮食。没有高血压、水肿的患者和尿量减少的慢性肾小球肾炎患者，要做到"限盐不限水"，一旦出现24小时尿量少于1000毫升或出现明显水肿和高血压的患者，每天盐的摄入量要控制在2~3克。严重时，每天盐摄入量更要严格控制到2克以下或无盐饮食。

3 出现高钾血症的患者，要控制钾的摄入，香蕉、哈密瓜、柠檬、紫菜、海带、木耳等食物要少吃或不吃。

不可不知的饮食细节

1 慢性肾小球肾炎患者要注意增加食物的种类，防止出现其他并发症，如血尿者要及时进食含叶酸和铁丰富的食物。

2 要避免吃含草酸多的食物，否则容易形成草酸钙，如菠菜、竹笋、芹菜、豆类，慎吃芥菜、辣椒、香料等。

3 少吃含嘌呤高的食物，防止尿酸生成过多，导致肾功能损害加重。

慢性肾小球肾炎患者的食物选择

　　茄子、冬瓜、玉米、土豆、韭菜、油菜、红薯、鸭肉、鹅肉、薏米、大米、小米、糯米、芡实、菠萝、番茄、柑橘、山楂、苹果、桑葚等。

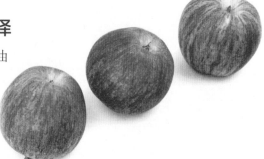

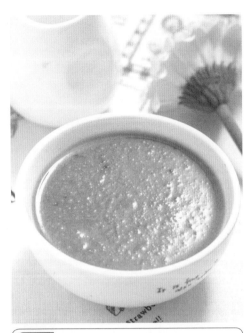

烹调小妙招 制作此果泥时，也可用冰糖代替木糖醇。

山楂果泥

材料 山楂、胡萝卜各 100 克。

调料 木糖醇适量。

做法

1. 将山楂洗净，煮熟去核；胡萝卜洗净，切成块，煮熟。

2. 将山楂、胡萝卜分别放入搅拌机中，加入适量清水，搅打成果泥，然后将两种果泥混合，再加入适量清水大火烧开，加入木糖醇，转小火不停地搅拌 10 分钟即可。

功效 山楂富含有机酸、果胶质、维生素及矿物质等，其中维生素 C 含量较高，与胡萝卜搭配，能消食活血、祛瘀导滞，对慢性肾小球肾炎有很好的改善功效。

薏米瘦肉汤

材料 薏米 60 克，瘦猪肉 100 克。

调料 姜片、盐各适量。

做法

1. 薏米淘洗干净，浸泡 6 小时；瘦猪肉洗净，切块。

2. 锅置火上，放入薏米、瘦猪肉和姜片，加入约 1000 毫升清水，大火煮开后转小火煮至锅中的汤水剩下约 250 毫升（大约要煮 1 小时），加少许盐调味，喝汤吃薏米和瘦肉即可。

功效 薏米有清热利尿、健脾益胃的作用，还能增强肾功能，搭配猪瘦肉熬汤，既可以补充营养，还能抑制慢性肾小球肾炎的进一步恶化。

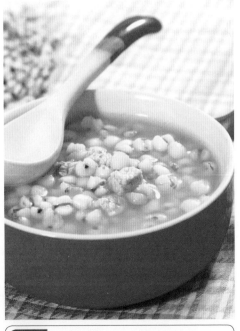

烹调小妙招 将薏米炒一下，减轻其寒性，熬汤食用效果更好。

肾病综合征的饮食疗法

肾病综合征作为肾小球疾病的一种表现，是由多种病因引起肾小球通透性增加出现大量蛋白尿和相应表现的临床综合征，临床常表现为低蛋白血症、水肿以及高脂血症等。患有肾病综合征的患者一定要控制好自己的饮食，以防止病情的加重，还能辅助病情的恢复。

肾病综合征患者的饮食原则

1 蛋白质的摄入要充足、合理。要补充充足的优质蛋白，占总蛋白的60%~70%为佳。

2 限制钠的摄入。根据患者的水肿程度，适当地给予患者含钠量不同的食物。日常要禁止食用含钠的零食，水肿严重的患者每日钠的摄入不要超过0.5克。

3 维生素和矿物质含量丰富的食物要适当增加，如富含维生素A、维生素D、维生素C、B族维生素以及钙、磷等食物。

4 食物多样化，色香味尽量全面，以增进食欲。

5 热量补给要充分。每日膳食所提供的热量以30~35千卡/千克体重为宜。

不可不知的饮食细节

1 服用利尿药使得水肿消退后，可以适当增加钠的摄入，但不可过多。

2 饮食中最好用植物油，如色拉油、豆油、橄榄油等，不要食用动物油。

3 患者出现急性肾衰竭时，要限制蛋白质的摄入，每日每千克体重不应超过0.6~0.8克。

肾病综合征患者的食物选择

鲤鱼、鲫鱼、牛奶、玉米、紫米、大米、小米、鸡蛋清、鸭肉、牛肉、芋头、冬瓜、土豆、番茄、韭菜、洋葱、黄瓜、菜花、圆白菜、青椒、西蓝花、山药、木耳、莲子、芡实、枸杞子等。

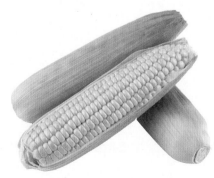

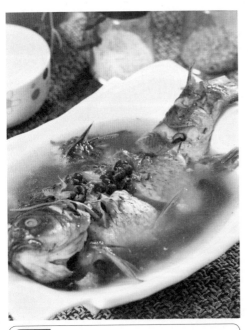

鲤鱼红豆汤

材料 鲤鱼1条，红豆100克。

调料 盐适量。

做法

1. 红豆淘洗干净，用清水浸泡6～8小时；鲤鱼去鳞，除鳃和内脏，洗净。

2. 炒锅置火上烧热，倒入植物油，放入鲤鱼煎至两面金黄，放入砂锅中。

3. 砂锅置火上，放入红豆，倒入没过锅中食材的清水，大火烧开后转小火，将红豆煮至烂熟，加少许盐调味即可。

功效 鲤鱼富含优质蛋白质，是肾病综合征患者补充蛋白质的最佳原料之一，还能健脾益胃、增进食欲。

烹调小妙招 泡红豆的水可以用温水，更容易将其泡软。

洋葱炒土豆片

材料 土豆400克，洋葱200克。

调料 盐、胡椒粉各适量。

做法

1. 洋葱剥皮，洗净，切条；土豆洗净，去皮，切片，放水中泡5分钟。

2. 炒锅置火上，倒油烧热，放入土豆片翻炒，加入洋葱条炒熟，再调入盐和胡椒粉炒匀即可。

功效 土豆富含碳水化合物、钾以及维生素C、磷等，对食欲不振、便秘者有较好的食疗作用；洋葱能降血脂、抗衰老，适合肾病综合征的患者食用。

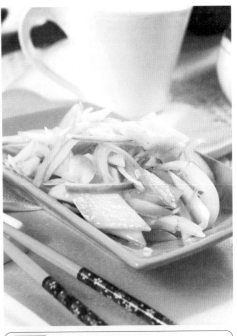

烹调小妙招 切洋葱的时候把洋葱放水中泡一下，可以防止辣眼。

急性肾衰竭患者的饮食疗法

急性肾衰竭患者在短期内肾功能急剧下降，引起氮质废物在体内潴留，水、电解质和酸碱平衡紊乱。患者可出现少尿甚至无尿、代谢性酸中毒、高钾血症，可表现为恶心、呕吐、心律失常、呼吸困难等临床症状，延误治疗通常有生命危险。急性肾衰竭恢复期的患者可通过食物进行调养，缓解病症。

急性肾衰竭患者的饮食原则

1 限制蛋白质的摄入，避免加重肾脏负担。最初的一段时间要限制蛋白质摄入，每天少于 30~35 克，到多尿期，可放宽至 45 克/日，且优质蛋白要占全部蛋白质的一半以上，可选择适宜的鱼肉等。

2 保持低盐饮食，伴水肿的患者更应严格限制在 500 毫克/日以下。含钠丰富的食物要远离，如豆腐乳、咸菜、咸鸭蛋等。每天盐的摄入量不要超过 2 克（相当于酱油 10 毫升）。

3 液体的摄入量也要根据病情而定。如少尿期，应遵循"量出为入"的原则，患者每日摄入液体一般宜小于 500~1000 毫升，尿量正常后，则应适当增加。

4 慎食高钾食品。患者血钾通常在 3.5~4.0 毫摩尔/升，高于或低于这个范围，则要适当增减富含钾的食物。

5 忌食辛辣刺激性食品，包括辣椒、酒类、虾、蟹等。

不可不知的饮食细节

1 少尿期。在饮食方面，你可以适当多吃一些低蛋白饮食。可以喝一些溶解有葡萄糖、蔗糖及鲜柠檬汁的水。在医院治疗时，建议吃医院提供的配餐。

2 多尿期。由于多尿期钾丢失很多，应供给含钾丰富的水果、果汁和新鲜蔬菜。每日可喝水 1000 毫升左右。

3 恢复期，要供给患者足够的热量。热量供给以易消化的碳水化合物为主，可多用水果，配以麦淀粉面条、麦片、饼干，加少量米汤或稀粥。

急性肾衰竭患者的食物选择

鸡蛋、羊奶、牛奶、鲫鱼、鲤鱼、黑鱼、苹果、梨、西瓜、桂圆、核桃、茭白、山药、藕、蜂蜜、白糖、凉粉、粉丝、粉皮、冬瓜、番茄、丝瓜、西蓝花、荠菜等。

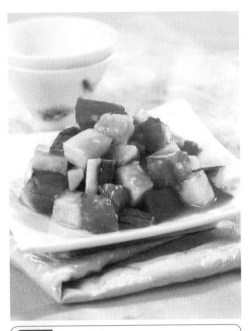

番茄炒丝瓜

材料 丝瓜150克，番茄100克。

调料 葱花适量，盐2克。

做法

1. 丝瓜去蒂，洗净，切成块；番茄洗净，去蒂，切块。

2. 锅置火上，倒入适量植物油，烧至六成热，加葱花炒出香味，然后放入丝瓜块和番茄块炒熟，用盐调味即可。

功效 番茄含有果酸、维生素、矿物质等，能促进消化，降低血液胆固醇含量，搭配有消肿利尿功效的丝瓜，能活血通络、解毒消肿，对急性肾衰竭有较好的缓解作用。

烹调小妙招 炒制此菜时，要旺火速成。这样能保护番茄和丝瓜的营养。

番茄炒西蓝花

材料 西蓝花150克，番茄100克。

调料 花椒1克，盐3克。

做法

1. 西蓝花去柄，掰小朵，洗净，放入沸水中烫一下，立即捞出，放入凉白开中过凉，捞出沥干；番茄洗净，切块，备用。

2. 炒锅置火上，倒油烧热，放花椒炒香，放入西蓝花，快速翻炒，倒入番茄块炒熟，放盐炒匀即可。

功效 西蓝花富含维生素、矿物质等，搭配番茄，可以提高机体免疫力，促进受损的肾组织恢复。适宜急性肾衰竭患者病情稳定好转时食用。

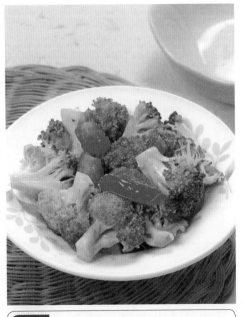

烹调小妙招 西蓝花烧煮和加盐的时间不宜过长，才不致丧失和破坏防癌抗癌的营养成分。

慢性肾衰竭患者的饮食疗法

慢性肾衰竭患者可有乏力、食欲下降、轻度贫血等症状，继而会出现明显的贫血，恶心、呕吐等胃肠道症状，到晚期，可出现全身多脏器的衰竭，临床症状非常严重。慢性肾衰竭患者的饮食以低盐、低蛋白饮食为基本，但要适当增加必需氨基酸的摄入，保证机体的正常运作。

慢性肾衰患者的饮食原则

1 含碳水化合物的食物适量增加，补充足够的热量，每日不少于2000千卡。

2 选择优质低蛋白饮食，以每日每千克体重0.6克为宜。

3 适当限制钠摄入量。一般每天盐摄入量不超过6克。有明显水肿、高血压者，盐摄入量一般要控制在2~3克，个别严重病例每天盐可限制为1~2克。

4 对慢性肾衰竭患者的轻度低钠血症，应分析其不同原因，只对真性缺钠者谨慎地进行补充钠盐。对严重缺钠的低钠血症者，要有步骤地逐渐纠正低钠状态。

不可不知的饮食细节

1 常用调料中，如酱油、蚝油、鸡精中都含有盐分，所以要相应减少盐的使用量，防止钠摄入过多。

2 虽然黄豆在发成豆芽以后维生素含量有很大提高，但是蛋白质等没有减少，所以慢性肾衰患者也不宜过多食用。

慢性肾衰患者的食物选择

芋头、红薯、苹果、葡萄、鸭梨、西瓜、胡萝卜、土豆、西葫芦、冬瓜、丝瓜、茄子、白萝卜、黑芝麻、木耳、芡实、藕粉、马蹄粉、白糖、鸡肉、猪血等。

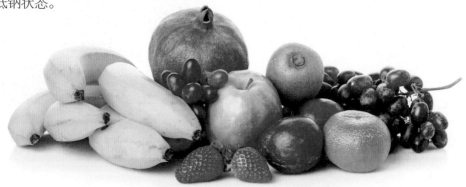

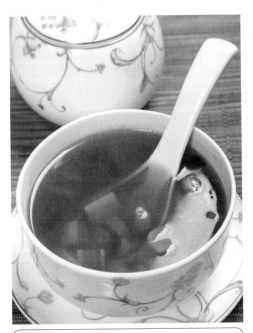

莲藕胡萝卜汤

材料 鲜藕400克，胡萝卜半根，花生米20粒，香菇3朵。

调料 高汤、盐各适量。

做法

1. 将鲜藕洗净切块，用刀拍松；胡萝卜去皮洗净，切成滚刀块；花生米用温水泡开，去皮；香菇用温水发好，洗净，去蒂，切块备用。

2. 锅置火上，倒植物油烧至六成热，放入香菇煸香，再放入胡萝卜煸炒片刻。

3. 砂锅倒入高汤，大火煮沸后放入莲藕块、花生米、香菇、胡萝卜，小火煲1小时，放入盐即可。

功效 藕能止渴利尿，搭配胡萝卜，对慢性肾衰竭有很好的调节作用。

烹调小妙招 吃胡萝卜最好不削皮，因为胡萝卜素主要存在于胡萝卜皮中。

木耳炒莴笋

材料 水发木耳100克，莴笋150克，红甜椒1个。

调料 葱花、盐各3克，香油2克。

做法

1. 水发木耳洗净，撕成小朵；莴笋去叶，去皮，洗净，切斜片；红甜椒去蒂、子，洗净，切斜片；三种原料均用沸水焯烫。

2. 锅内倒油烧热，放入葱花、莴笋片、红甜椒片、水发木耳片翻炒，加入盐炒至熟，淋上香油即可。

功效 木耳富含铁、维生素K，能提高机体免疫力，滋养肾脏、益气强身，莴笋则能利尿去火、补五脏，一起食用能够辅助治疗慢性肾衰竭。

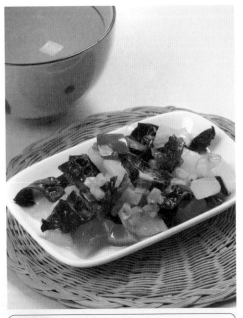

烹调小妙招 莴笋叶的胡萝卜素含量远远高于莴笋茎，因此最好不要把莴笋叶丢弃。

五色蔬菜汤

材料 番茄60克，西蓝花50克，洋葱30克，鲜玉米粒30克，海带20克。

调料 盐2克，胡椒粉4克，香油少许。

做法

1. 西蓝花洗净，切小朵；番茄、洋葱洗净，去皮，切小块；海带洗净，切片。

2. 番茄、洋葱、鲜玉米粒、海带一起放进砂锅中，加清水，大火烧开后转小火炖1小时，放入西蓝花，再放入适量胡椒粉、香油和盐，炖6分钟左右即可。

功效 此汤有利尿、滋阴健脾、护肝明目的效果，适合慢性肾衰竭患者食用。

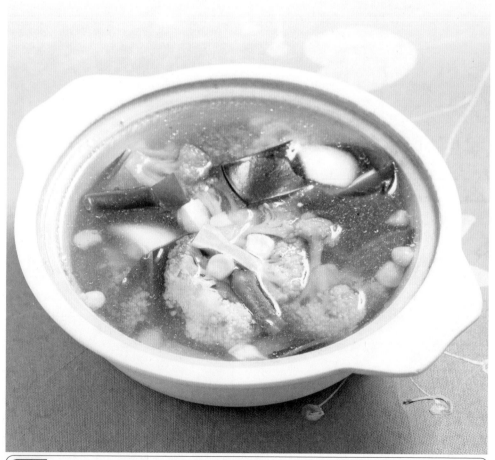

烹调小妙招 此汤煮好之前不要大开锅盖，不然容易熬干。

第**7**章

居家轻松养肾法

踢毽子养肾法

养肾功效解析

踢毽子能促进血液循环和新陈代谢，起到充盈肾气、改善肾脏功能的作用。

其他健身功效

踢毽子有助于改善痔疮、静脉曲张、静脉炎、血栓等症。老年人常踢毽子，能防治骨质增生和关节炎。

具体方法

找一个地面不过硬也不过软的场地，每天踢毽子时间不超过15分钟。毽子踢法多种多样，有单人踢、双人踢、多人踢；有正踢、反踢、交叉踢等上百种花样。踢毽子时两眼要注视毽子，如果需要身体跃起在半空中踢毽子，要注意下落时以前脚掌先着地，踢至出汗就可以停止了。

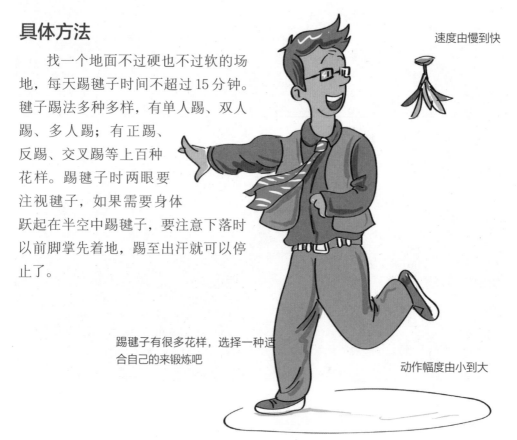

速度由慢到快

踢毽子有很多花样，选择一种适合自己的来锻炼吧

动作幅度由小到大

慢跑养肾法

养肾功效解析

慢跑有助于促进机体性激素的分泌，增强性欲，还能够起到生阳补肾的效果，对阳痿、早泄、身体乏力有很好的缓解作用。

其他健身功效

慢跑能调节身心、减轻压力，改善精力和心理的紧张状态；扩大肺活量，加快新陈代谢，还有利于心脏功能。另外，对于想减肥的人，慢跑无疑是最好的方法了。

具体方法

慢跑前先进行适当的准备活动，然后由步行逐渐过渡到慢跑。慢跑开始后，腿部要放松，一条腿后蹬后，另一条腿屈膝前摆，小腿自然放松，大腿前摆带动髋部向前上摆出，脚跟先着地，然后到全脚掌着地。跑的过程中，可选择每两步一呼吸，或者三步一呼吸的频率，并采取腹部深呼吸（吸气时腹部鼓起，呼气时收腹），跑步的同时双臂自然摆动。

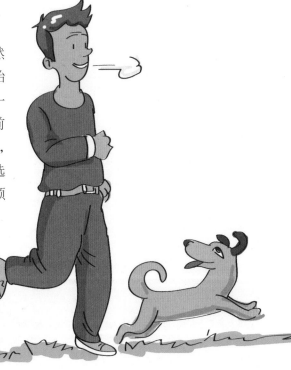

Tips

- 慢跑时，要选择合适的鞋子，尽量不要穿皮鞋或塑料底的鞋子。
- 运动量以每天 20 ~ 30 分钟为宜，要长期坚持。
- 60 岁及以上的老年人，慢跑时，要保证心率应低于 110 次 / 分钟。

慢跑时最好选择较平坦的路面，防止扭伤或跌倒等

瑜伽养肾法

养肾功效解析

瑜伽对治疗阳痿，增强性功能有很大帮助。如眼镜蛇式可柔化脊椎，呵护肾脏，有助于防止肾脏中的结石沉淀，减少肾结石的发生。

其他健身功效

经常练瑜伽，能消除神经紧张和身体疲劳，同时减轻心理压力；保持良好的身材，增加活力；坚持锻炼，可以帮助减肥。瑜伽练习还可以预防慢性病，帮助戒除烟、酒等不良习惯。另外瑜伽对失眠、焦虑等症状也有非常好的疗效。

具体方法

1 膝伸屈：坐姿，背部挺直，双眼向前平伸，右腿上抬至45°，双手在右膝盖后相握，吸气，随之伸展膝盖，然后呼气屈膝，将膝盖拉向胸部。配合呼吸伸屈8次，放松，换腿重复上述动作。

2 抱膝式：站姿，重心移到左腿上，吸气，用双手将右膝抬起，呼气，然后将右膝拉向腹部挤压，注意保持身体平衡，重复6次。到第7次时，拉向腹部挤压时停留3~6次呼吸，放松，换左腿。

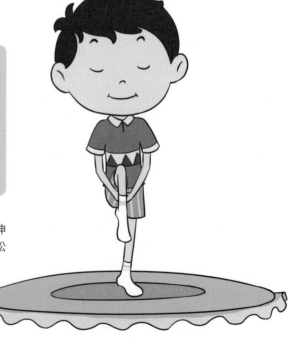

Tips

- 瑜伽练习时，动作要慢、柔，防止关节因伸展过度导致损伤。
- 最好选择赤脚练习，同时穿着柔软舒适的服装。
- 根据自己的能力，选择合适的方式。另外，选择一位适合自己的老师也是很有必要的。

瑜伽有助于加快血液循环，伸展关节，对肾脏有很好的放松作用

散步养肾法

养肾功效解析

　　散步能使筋骨得到舒展，起到舒筋活络的作用，长期坚持下去，对腰膝酸软、肾功能下降、腰酸背痛有较好的调节，起到健肾强身的效果。

其他健身功效

　　散步除了控制体重以外，还可以放松心情，降低患代谢综合征的风险，保持心脏和骨骼的健康，对痛风患者也有很大的益处。

具体方法

　　散步前，使全身自然放松，适当地活动一下筋骨，调整好呼吸。散步时双肩放平、背伸直，抬头挺胸，目视前方，手臂自然摆动，手脚合拍。每次散步以30分钟为宜，每天1~2次。

　　不同的散步方式有所差别：慢速散步每分钟60~70步；中速散步每分钟80~90步；快速散步每分钟90步以上。同时，还可进行有节奏地摆臂扩胸、捶打腰背、揉摩胸腹等动作，能起到疏通气血的作用。

Tips

- 散步应量力而行，根据自己的体力，选择合理的散步方式，不能过累，以免损耗自身的气血，反而不利于自身健康。
- 因为秋冬季节日出晚，气温低，容易导致许多疾病的发生，所以秋冬季节外出散步，时间不宜过早。

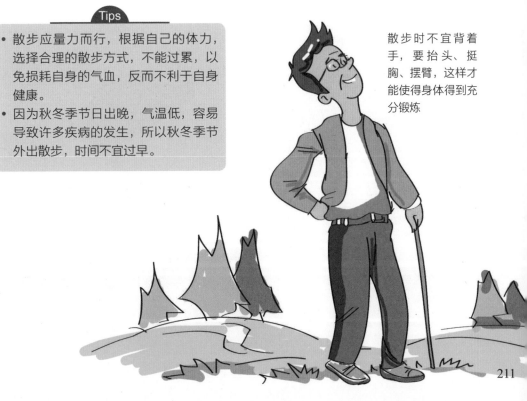

散步时不宜背着手，要抬头、挺胸、摆臂，这样才能使得身体得到充分锻炼

倒走养肾法

养肾功效解析

倒走能够缓解腰部酸痛的症状，使得肾得到放松和锻炼，对肾虚腰酸、肾功能不足有较好的缓解效果。

其他健身功效

经常倒走会使得膝关节、踝关节以及相应的肌肉、韧带等得到很好的放松和锻炼，还有利于提高人的反应能力和调节心情。长期坚持下去，还可以促进血液循环、平衡机体，预防脑部萎缩、缓解腰腿痛等。

具体方法

倒走前，完整的准备活动，即按平时散步的速度先正步走5~10分钟，使韧带得到充分活动。倒走开始，腰身挺直或略后仰，后退时，双腿用力挺直，膝盖不要弯曲，步伐要缓慢，脚掌先落地，然后整个脚面着地。同时双手握拳并缓缓地前后摆动，并做规律地吸气和呼气。每天坚持200~400步为宜。

Tips

- 不宜在人多和地面不平的路面上倒行，防止摔倒。
- 老年人选择倒走时，要格外注意安全，最好有人陪同。
- 倒走时要穿平底鞋，尽量不穿带跟儿的鞋子。
- 对于腰痛的人，倒走时，速度要慢、步子要小。

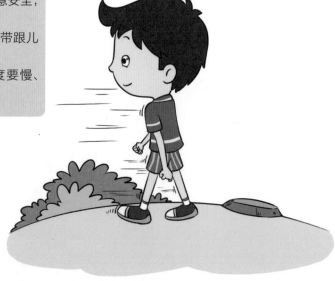

倒走的原则：安全第一、循序渐进、持之以恒

踮脚养肾法

养肾功效解析

对于踮脚,"每日七踮百病消"的说法足以说明它的疗效。事实上,经常踮脚,有益于足部经脉的流通,其中足少阴肾经能起到护精益肾、固肾的良好作用,进而能够改善性功能。

其他健身功效

踮脚能够起到利尿的效果,对慢性前列腺炎和前列腺增生有很好的预防和辅助治疗的效果。

具体方法

身体自然站立,双脚分开,脚跟距离一拳左右,脚尖两拳左右。放松身体,两脚脚跟慢慢向上抬起,同时慢慢地深呼吸。脚跟到一定高度后,紧绷双腿,坚持一会儿,吐气,将脚跟落下。落下的动作要有一定力度才算"踮"。每次踮脚六七次即可。

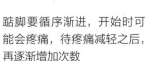

Tips

- 骨质疏松的患者不宜做踮脚的活动,以防症状加重;老年人踮脚时,要格外注意,防止摔倒。
- 吃饭后不要马上运动,1 小时后做踮脚较合适,否则易导致胃部下垂。
- 踮脚时最好找个清静、不受干扰的地方,集中注意力。

踮脚要循序渐进,开始时可能会疼痛,待疼痛减轻之后,再逐渐增加次数

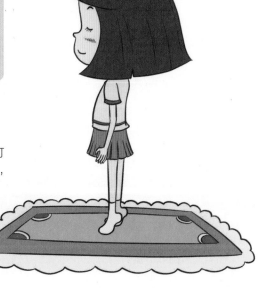

鸣天鼓养肾法

养肾功效解析

经常鸣天鼓有助于调补肾精，固肾强身，对肾精不足、肾气亏虚引起的头晕、耳鸣等症有很好的调节效果。

其他健身功效

长期坚持鸣天鼓，能起到强身健体、延缓衰老的作用，还能改善睡眠、安心养神，对头痛、眩晕、颈项强痛、耳聋、鼻出血等，也有很好的缓解作用。

具体方法

双手搓热，两手掌心紧贴双耳，捂紧耳朵，双手食指、中指和无名指分别轻轻敲击脑后枕骨，共60下。然后掌心掩按外耳道，手指紧按脑后枕骨不动，然后猛然抬起，耳中会有放炮样的声响，如此连续做9下，算1次，每回可作3次，每天可作3回。

Tips

- 练习时要求头颈部放正，使人体的经脉疏通。
- 鸣天鼓时要找个安静的场所，避免受到打扰。
- 鸣天鼓时，自始至终要闭目养神，手法由轻至重。
- 练习时叩击玉枕穴（在头部，后发际正中直上2.5寸，旁开1.3寸），也可根据自身的情况，选择叩击风池（颈部耳后发际下的凹窝内，相当于耳垂齐平的位置，按之酸麻即是）等穴位。

鸣天鼓可与涌泉、肾腧等穴位按摩配合，能起到更好的补肾作用

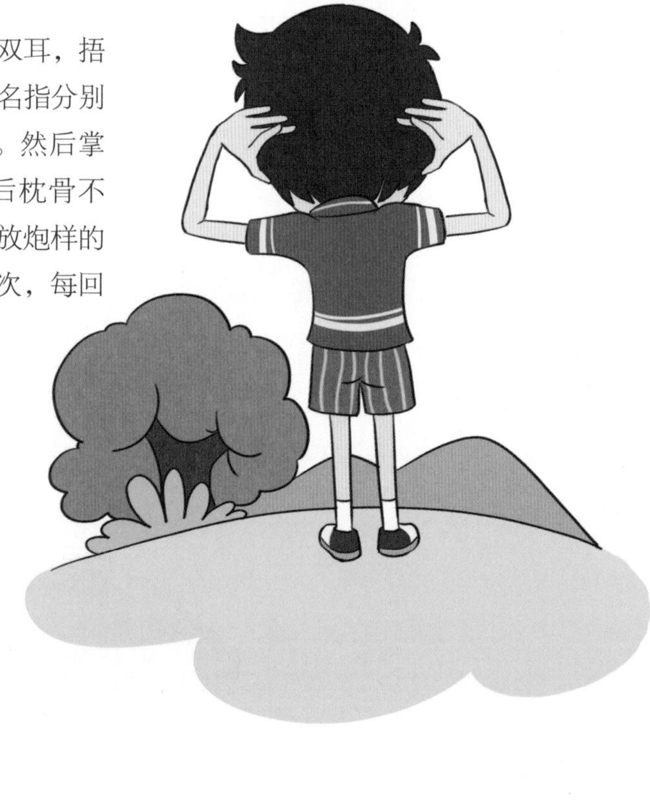

打坐养肾法

养肾功效解析

　　打坐能够清静人的思想，减少欲望的产生，从而起到保精固肾的效果，对经常遗精、滑精、肾气不足的患者，能起到很好的缓解作用。

其他健身功效

　　长期坚持打坐，有修身养性、强身健体、延年益寿等作用。另外，打坐还能调节气息，使得呼吸顺畅；能放松身心、缓解心理压力、消除疲劳以及不良情绪等多重作用——即调息、调身、调心三重功效。

具体方法

　　取盘腿姿势，双手的虎口相交叉放在肚脐部位（男性左手在上，女性相反），或者自然放在其他舒服的地方。头颈端直，腋下悬空，全身放松，脑中什么都不要想，努力让自己进入一种无意识状态。每次 20 分钟左右为宜。

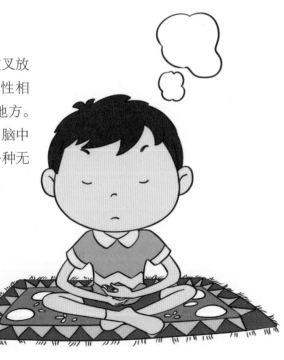

打坐时，可以数自己的呼气或吸气，由一到十，不可过多，以帮助自己精力集中

梳头养肾法

养肾功效解析

梳头能[刺激]头部[的]穴位，[促进血]达阳气、宣通瘀滞、疏通气血，对肾虚、肾气不足有很好的调理作用。

其他健身功效

经常梳头，能疏通头部经脉，促进头部的血液循环，使气血流畅，调节大脑神经功能，增强脑细胞的新陈代谢，延缓脑细胞的衰老，增强记忆力；还能醒脑提神、消除疲劳、缓解失眠，对三叉神经痛、偏头痛以及耳鸣等有很好的作用，同时还有美容效果。

具体方法

[首先]梳[开散乱的头]们，然后[从的额]的发际向后梳，再换方向，沿发际由后向前梳。接着，从左耳的上部向右方向进行梳理，然后从右往左梳，最后让头发向四周披散开，再进行梳理。梳头的同时，身体要配合地前屈、后仰，这样效果更佳。一个方向每次梳 5 ~ 6 下，平均每天梳头 100 下左右最适宜。

梳头时最好选择用木梳，可调补肝肾，解除疲劳，延缓衰老

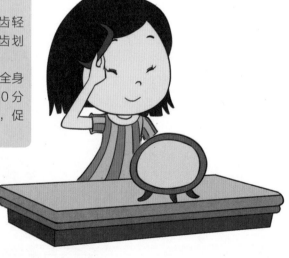

洗脚养肾法

养肾功效解析

洗脚能够刺激足部的穴位，促进血液循环，调理足部经脉，促进肾排毒，防止肾结石。

其他健身功效

经常用热水洗脚，能够通过刺激足部的穴位，增强血液循环、舒经活络、祛病除邪，达到强身健体、增强人体免疫力的功效。

具体方法

选择深度充分、材质安全的木质盆，盆内放温度为 40～50℃ 的水，双脚放入温水中，水淹没脚踝部，浸泡 5～10 分钟。然后用手按摩脚心，按摩时动作宜慢而连贯，力度轻重适宜。开始时，按摩的速度一定要慢，时间稍长些，适应后逐渐加速。

Tips

- 洗脚时水的温度不宜过高，一般保持在 40～50℃ 为宜，水量以淹没脚踝部为佳。
- 洗脚的时间不能太长，最好控制在 20 分钟以内。
- 饭后 30 分钟内不宜热水洗脚。因为饭后立刻热水泡脚，会影响胃部血液的供给，时间长了会导致营养不良。

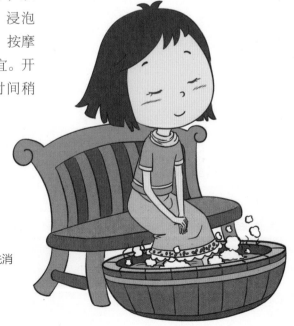

泡脚如果选择木质的盆，要注意经常清洗消毒，防止细菌滋生

养肾简易小动作

摆脚

养肾功效解析

长期坚持，能够达到强身益肾、活动腰膝、舒筋活血的功效。

具体方法

取端坐位，全身放松，双腿自然下垂，身体保持正直，慢慢转动身体3～5次，双脚向前摆动10次左右。后期可以根据自己体力选择合适的幅度和次数。

摩腰

养肾功效解析

长期坚持，有温肾健腰的作用，还有利于舒筋活血。

具体方法

取端坐位，然后松开腰带，宽衣。双手互搓，温热以后将双手放在腰间，适度地上下摩擦，到腰部感觉有温热感为止。

举臂

养肾功效解析

可活动筋骨、畅经活络，促进血液循环，有强肾健身的作用，对老年人因肾气不足导致的体弱气短、吸气困难有很好的缓解。

具体方法

取端坐位，双腿自然分开与肩宽，双臂屈肘侧举，手指向上与耳朵相平，然后将双手上举，吸气，再呼气。连续3～5次，每日3～5遍。

下蹲

养肾功效解析

此方法能够补肾固精、益气强身、通经活络，对腰酸、阳痿、气虚有很好的调理作用。

具体方法

身体站立，双脚并拢，双手交叉后举过头顶，慢慢地弯腰，下蹲，然后打开交叉的双手后抱住双膝，微微地吹气，全套动作10次左右即可。

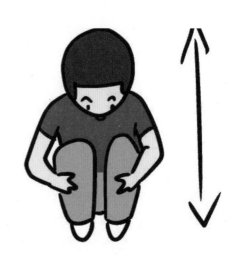

养肾中成药索引

六味地黄丸 / 补肾滋阴

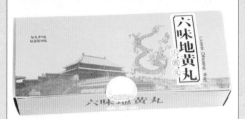

 熟地黄　　 山茱萸（制）　　山药

 泽泻　　 牡丹皮　　 茯苓

养肾功效

六味地黄丸能滋补肾阴、延缓衰老、抗疲劳、增强机体免疫力、改善肾功能，对肾阴虚所引起的头晕耳鸣、腰膝酸软、遗精盗汗、消渴、手足心热、舌燥咽干、牙齿动摇、足跟作痛等症状有改善作用。

杞菊地黄丸 / 滋养肾脏

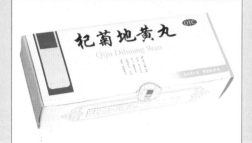

 枸杞子　　 菊花　　 熟地黄

 山茱萸　　 牡丹皮　　 山药

 茯苓　　 泽泻

养肾功效

杞菊地黄丸含六味地黄丸以及枸杞子、菊花。枸杞子可补肾益精、养肝明目；菊花可清利头目、宣散肝经之热。二者加上六味地黄丸，能滋阴补肾、养肝明目。

麦味地黄丸 / 滋肾养肺

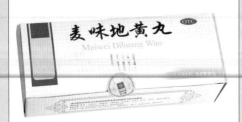

麦冬

五味子

熟地黄

山茱萸（制）

牡丹皮

山药

茯苓

泽泻

养肾功效

麦味地黄丸是以六味地黄丸为基础，加麦冬、五味子而成。麦冬可清养肺阴、解热除烦、滋养强壮；五味子可滋肾敛肺。两者搭配六味地黄丸，有滋肾养肺的功效。

知柏地黄丸 / 滋阴降火

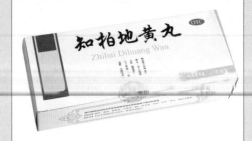

知母

黄柏

熟地黄

山茱萸（制）

牡丹皮

山药

茯苓

泽泻

养肾功效

知柏地黄丸是在六味地黄丸的基础上，加知母和黄柏而成。知母可清热泻火、生津润燥；黄柏能清热燥湿、泻火除蒸。二者与六味地黄丸合用，可加强滋阴补肾、清热降火的作用。

左归丸 / 滋补肾阴虚

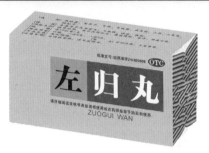

熟地黄

山药

山茱萸

菟丝子

龟板胶

鹿角胶

枸杞子

牛膝

养肾功效

左归丸中熟地黄能滋肾填精；山药补脾益阴、滋肾固精；山茱萸养肝滋肾、涩精敛汗；龟板胶、鹿角胶能峻补精髓；枸杞子补肾益精、养肝明目；菟丝子、牛膝益肝肾、强腰膝、健筋骨。8味合用，能滋阴补肾、益精养血。

右归丸 / 温补肾阳

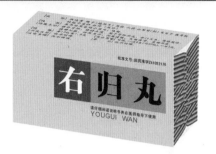

附子

肉桂

鹿角胶

菟丝子

熟地黄

枸杞子

山茱萸

杜仲

山药

当归

养肾功效

右归丸由金匮肾气丸减泽泻、茯苓、丹皮，加鹿角胶、菟丝子、杜仲、枸杞子、当归而成，使药效专于温补。诸药合用，有温补肾阳、填精止遗的功效。

大补阴丸 / 滋阴降火

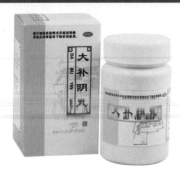

熟地黄

龟板胶

黄柏

知母

猪脊髓

养肾功效

大补阴丸为滋阴降火的常用中成药。熟地黄、龟板胶可滋阴潜阳、壮水制火；黄柏、知母可清热泻火、滋阴凉血；猪脊髓助熟地黄、龟板胶滋补精髓，兼制黄柏之苦燥。诸药合用，能滋阴填精、清热降火。

金匮肾气丸 / 温肾阳

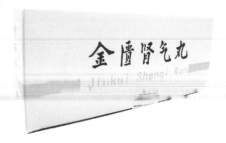

附子

地黄

山药

山茱萸

桂枝

泽泻

茯苓

牡丹皮

养肾功效

金匮肾气丸是补肾阳的代表方，由六味地黄丸加附子、桂枝而成。此药以附子、桂枝为主药，能鼓舞亏虚的肾中阳气，补命门之火，引火归源；地黄等6味药物可滋补肾阴、促生阴液。诸药合用，温补肾阳、化气行水。

五子衍宗丸 / 益补肾精

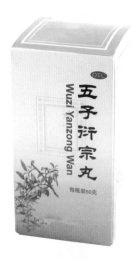

枸杞子

菟丝子

覆盆子

五味子

车前子

养肾功效

五子衍宗丸被誉为"古今种子第一方"，药中菟丝子、枸杞子可补肾阳、益精血；五味子、覆盆子可补肾固涩；车前子亦有补肝肾之功。诸药合用，有补肾固精、治疗不育之效。

金锁固精丸 / 收敛固精

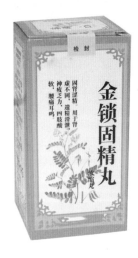

沙苑蒺藜

芡实

莲子

龙骨

牡蛎

莲须

养肾功效

金锁固精丸能固肾涩精。药中沙苑蒺藜可补肾固精；芡实、莲子能益肾固精、补脾气；龙骨、牡蛎可固涩止遗；莲须收敛固精。诸药合用，补肾益精、固涩滑脱、交通心肾。

七宝美髯丸 / 补肾养发

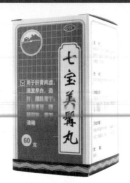

何首乌

枸杞子

菟丝子

当归

牛膝

茯苓

补骨脂

养肾功效

七宝美髯丸能使肝肾得补、精血充足、发乌髯美、神悦体健。药中何首乌补肝益肾、涩精固气；枸杞子、菟丝子填精补肾、固精止遗；当归补血养肝；牛膝强健筋骨；补骨脂助肾暖丹田；茯苓渗湿，助心脾。诸药合用能补肝益肾、涩精固本、乌须发、抗衰老。

金鸡虎补丸 / 健肾固精

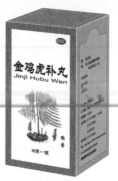

狗脊

大枣

鸡血藤

牛大力

黑老虎根

骨碎补

桑寄生

千斤拔

金樱子

养肾功效

金鸡虎补丸中狗脊温补肝肾、强腰壮骨、散寒除湿；骨碎补、桑寄生可补益肝肾、舒筋活血、祛风通络；黑老虎根、牛大力、千斤拔可祛风除湿；鸡血藤能活血舒筋；大枣补气养血；金樱子可固精缩尿、固崩止带。诸药合用，能补气补血、舒筋活络、健肾固精。